Carl-Auer

Allen Menschen gewidmet, die ihren Schlaf zurückerobern
und sich vom quälenden Nicht-schlafen-Können
verabschieden wollen.
Allen, die sich weiterentwickeln wollen und die am Tag
verarbeiten wollen, was sie quält,
und für die Nacht eine Technik suchen,
die sie wieder einschlafen lässt.
Den Mutigen, die neue Wege zu gehen wagen.

Zu diesem Buch gibt es Zusatzmaterial online:
carl-auer.de/zzz

Gudrun Klein/Michael Bohne

Bitte schlafen!

Klopfen als Selbsthilfe bei Schlafstörungen

Vierte Auflage, 2025

Umschlaggestaltung: Heinrich Eiermann
Redaktion: Nicola Offermanns
Satz: Verlagsservice Hegele, Heiligkreuzsteinach
Illustrationen: Marcus Zimmermann, Deluzi Kommunikationsdesign, Berlin, www.deluzi.de
Printed in Germany
Druck und Bindung: CPI books GmbH, Leck

MIX
Papier | Fördert gute Waldnutzung
FSC® C083411

CPI klimaneutral
Mehr Bäume. Weniger CO_2

Vierte Auflage, 2025
ISBN 978-3-8497-0200-7 (Printausgabe)
ISBN 978-3-8497-8101-9 (ePUB)

Bibliografische Information Der Deutschen Nationalbibliothek:
Die Deutsche Nationalbibliothek verzeichnet diese Publikation in der Deutschen Nationalbibliografie; detaillierte bibliografische Daten sind im Internet über http://dnb.d-nb.de abrufbar.

Informationen zu unserem gesamten Programm, unseren Autoren und zum Verlag finden Sie unter: **https://www.carl-auer.de/**.
Dort können Sie auch unseren Newsletter abonnieren.

Carl-Auer Verlag GmbH
Vangerowstraße 14 • 69115 Heidelberg
Tel. +49 6221 6438-0 • Fax +49 6221 6438-22
info@carl-auer.de

Besonderer Hinweis

Dieses Büchlein ist gedacht zur emotionalen Selbsthilfe für Menschen, denen es schwerfällt zu schlafen und die den Schlaf für sich wieder zurückerobern wollen. Man kann es auch bei gewöhnlichem Alltagsstress und einer Reihe anderer unangenehmer Gefühle und Gedanken am Tag nutzen.

Dieses Büchlein ist nicht gedacht als alleinige Maßnahme zur Therapie behandlungsbedürftiger psychischer oder psychiatrischer Probleme oder Erkrankungen. Wer mittels der beschriebenen Übungen und Klopftechniken eigene Anliegen angeht, tut dies natürlich auf eigene Verantwortung. Die Autoren beabsichtigen nicht, individuelle Diagnosen zu stellen oder dezidierte Therapieempfehlungen zu geben.

Wer professionell Patienten[1] *oder Klienten mittels einer der Klopftechniken oder PEP*[2] *behandeln möchte, sollte trotz der bisweilen einfach anmutenden Techniken unbedingt eine entsprechende Fortbildung absolvieren.*

Im Rahmen eines Coachings, einer Psychotherapie oder medizinischen Behandlung lässt sich das vorliegende Büchlein in Absprache mit dem Arzt, Behandler, Coach oder Psychotherapeuten gut als Anleitung zur emotionalen Selbsthilfe bei Schlafstörungen nutzen.

---

1 Wenn wir in diesem Buch nur die männliche grammatische Form wählen, so tun wir dies lediglich aus Gründen einer besseren Lesbarkeit.

2 Prozess- und Embodimentfokussierte Psychologie

Inhaltsverzeichnis

Vorwort

Jeder Mensch schläft. Allerdings schläft der eine gut, der andere weniger gut. Wer gut schlafen kann, empfindet den Schlaf als Selbstverständlichkeit. Diese Selbstverständlichkeit kann verloren gehen, dann fällt einem womöglich das Einschlafen schwer oder man wacht mitten in der Nacht auf und kann nicht oder nur schwer wieder in den Schlaf finden. Wir bezeichnen Menschen, die ein Problem mit dem Schlafen haben, lieber als »Schlafsuchende« anstatt als »Schlafgestörte«, denn wir wollen nicht nur auf den Mangel schauen und niemanden auf ein Problem festlegen.

Wer sich hier eine konkrete Selbsthilfe zu einem besseren Schlaf erhofft, ist auf der Suche nach einem besseren Schlaf. Was man sucht, kann man auch finden. Die Methode des Klopfens, die Sie in diesem Buch erlernen können, hat bei der Selbstbehandlung von Schlafstörungen etwas genial Einfaches. Nachts reagiert der Körper und kann nicht schlafen, man ist häufig mit Gefühlen beschäftigt, die mit dem Nicht-schlafen-Können zu tun haben. Die hier vorgestellte Methode nutzt nun beides: die Körperreaktion und die Gedanken und Gefühle, welche um das Nicht-schlafen-Können kreisen, um gerade dadurch wieder gut schlafen zu können.

Wir beginnen in diesem Buch gleich im ersten Kapitel mit dem Klopfen – der Methode, mit der Sie wieder in den Schlaf finden können. Das Klopfen für Schlafsuchende ist das Herzstück dieses Buches. Wir zeigen Ihnen die Übungen, um Sie zu ermutigen, diese sofort auszuprobieren. So müssen Sie nicht erst viel lesen, bevor Sie eine Hilfestellung für die Nacht erhalten. Die Übungen sehen zunächst umfangreich aus; das liegt aber nur daran, dass wir Sie mit den Übungen bestens vertraut machen möchten. Scheuen Sie sich nicht, die Übungen gleich auszuprobieren.

Wichtig ist auch zu wissen, dass die Durchführung dieser Übungen in der Nacht nur zwei bis drei Minuten dauert. Wenn Sie die Übungen gelernt haben, wenden Sie sie »wie im Schlaf« an und können auch – je nachdem, wie Sie persönlich auf die Übungen reagieren – einige weglassen und andere vertieft nutzen.

Im zweiten Teil des Buchs erfahren Sie Wissenswertes zum Schlaf und den verschiedenen Schlafstadien (s. Kapitel 2, S. 56). Das ist hilfreich, um die eigene Einstellung zum Wachwerden zu überprüfen und vielleicht daran etwas zu ändern. Wer unter Albträumen leidet, der erfährt, wie das Klopfen bei Albträumen angewendet werden kann.

Im Kapitel 2.3 können Sie sich damit vertraut machen, wie sich der Schlaf im Laufe des Lebens ändert. Dieses Wissen allein hilft manchmal schon einzuschätzen, dass ein veränderter Schlaf vielleicht einfach nur auf einen neuen Lebensabschnitt hinweist.

Ihre Einflussmöglichkeiten auf eine gute Schlafhygiene, durch die Sie eventuell besser schlafen werden, können Sie im Kapitel 2.4 nachlesen. Mit einem Fragebogen zur Schlafhygiene können Sie herausfinden, was Sie munter macht, ohne dass Ihnen das vielleicht bewusst ist, und Ihnen daher den Schlaf raubt. Sie können erfahren, was die Wahrscheinlichkeit fördert einzuschlafen. Und letztlich können Sie nachlesen, wie Sie auch nachts Ihr Verhalten so gestalten können, dass Sie eher wieder einschlafen können.

Gudrun Klein & Michael Bohne
Ettlingen/Hannover, im März 2017

1 Selbsthilfe für einen besseren Schlaf

1.1 Warum klopfen, um zu schlafen?

Die meisten Menschen, die uns mit Schlafstörungen begegnet sind, haben uns berichtet, dass sie entweder nachts mit vielen Gedanken, Gefühlen und Sorgen beschäftigt waren oder im Bett lagen und an gar nichts Bestimmtes dachten, sich aber hellwach fühlten. Das sind höchst unterschiedliche Zustände in der Nacht. Ihnen ist gemeinsam, dass das Nicht-schlafen-Können Angst vor dem nächsten Tag auslöst: eine Angst, man könnte dann sehr müde sein und seine Aufgaben nicht schaffen. Diese Menschen haben viele Erfahrungen mit Nächten, in denen sie nicht schlafen konnten, und oft müden Tagen danach. So entsteht eine Anspannung, welche schon beim Schlafengehen einsetzt: ob wieder eine solche Nacht droht? Das sind mächtige negative Gefühle, die das Zubettgehen und/oder das Wiedereinschlafen überschatten und eventuell unmöglich machen.

Klopfen ist eine Technik, die sich in den letzten Jahren zunehmend als hilfreich zur Behandlung von Ängsten, Ärger, Hilflosigkeit, Stress und unangenehmen Gefühlen erwiesen hat. Wir haben ausprobiert, ob die Technik auch hilft, besser zu schlafen, und der Erfolg gibt uns recht: Klopfen hilft den allermeisten Menschen dabei, dass sie wieder einschlafen können. Es funktioniert auch bei den starken nächtlichen Gefühlen (siehe Kap. 1.6 »Wie gut das Klopfen hilft«). Was macht man nun beim Klopfen?

Man klopft selbst an Punkten auf dem Körper, welche auch die Akupunkteure nutzen, und spürt gleichzeitig das unangenehme Gefühl im Körper und/oder denkt an das unangenehme Gefühl. Dadurch wird im Gefühlshirn Einfluss auf die Stärke des empfundenen Gefühls genommen. Außerdem reibt man einen bestimmten Punkt und nimmt sich gleichzeitig auch mit seinen schwierigen Gedanken über sich selbst an. Das trägt zu einer deutlichen Beruhigung in Körper und Seele bei.

In der Nacht dient das Klopfen dazu, die vielen unangenehmen Gefühle beim Nicht-schlafen-Können zu beeinflussen und sich selbst sozusagen aus diesem Zustand herauszukatapultieren.

Wer nicht schlafen kann, hat meist gelernt, dass er versuchen soll, positiv zu denken, sich abzulenken, Entspannungsverfahren anzuwenden oder Sonstiges zu tun, was vom Thema des Nicht-schlafen-Könnens ablenkt. Dies gelingt leider den wenigsten. Sie landen schnell wieder bei den Gedanken an den nächsten Tag und dem quälenden Nicht-schlafen-Können. Das führt zu Unzufriedenheit mit sich selbst, weil es einem nicht gelingt, was andere Menschen doch scheinbar so problemlos schaffen, nämlich einzuschlafen. Ein negativer Kreislauf setzt ein, in dem das Schlafen zu einer schlechten Erfahrung wird und man sich unter Umständen auch noch selbst dafür entwertet, ein Problem mit dem Schlaf zu haben.

Merke: Beim Klopfen dürfen und sollen Sie sogar an die ganzen negativen Gefühle denken und diese in Ihrem Körper spüren. Und während Sie dies tun, klopfen und reiben Sie bestimmte Punkte und nutzen noch einige andere Strategien, um sich in einen anderen Gefühls-, Gedanken- und Seinszustand zu bringen.

Das Klopfen greift also Ihre Gefühle und Gedanken in der Nacht genau so auf, wie Sie sie fühlen. Sie arbeiten also *damit* anstatt *dagegen* – Sie werden sehen, dass es auf diese Weise viel einfacher wird.

1.2 Gefühl und Verstand

Vielen geht es so: Sie wissen, dass Entspannung förderlich für den Schlaf ist oder die Beschäftigung mit der Arbeit nicht ins Bett gehört. Trotzdem läuft nachts immer wieder das Gleiche ab. Sie werden immer zur gleichen Zeit wach, kontrollieren das unter Umständen schon mit dem Blick auf den Wecker und »ertappen« sich selbst dabei, immer zur gleichen Zeit wach zu sein. Ärger, Hilflosigkeit, Verzweiflung und Selbstvorwürfe können die Folge sein. Unter Umständen sind Ihre Gedanken gleich bei der Arbeit – und schon ist an Schlaf nicht mehr zu denken. Oder Sie machen sich Sorgen um die Kinder, welche gerade in einer problematischen Entwicklungsphase sind. Es gibt viele Themen, die nachts auftauchen und uns den Schlaf rauben können.

Wenn Sie ohne große Sorgen, Gedanken und Gefühle im Bett liegen und hellwach sind, wissen Sie, dass es nichts nutzt nachzugrübeln, wie der nächste Tag ablaufen wird. Sie machen sich unter Umständen doch Sorgen, wie Sie es schaffen sollen, den Tag ohne ausreichend Schlaf zu überstehen. Sie haben also sehr wahrscheinlich die Erfahrung gemacht, dass Ihr Verstand etwas schon lange eingesehen hat, aber ihr Gefühl dem einfach nicht folgen kann. Als Erwachsene empfinden wir eine solche Erfahrung als unangenehm, weil wir ansonsten in unserem Alltag meistens Dinge tun, die wir gut können. Also: Warum klappt es mit dem Schlaf nicht? Es erweist sich, dass unsere Gefühle und körperlichen Reaktionen nachts stärker sind als unser Verstand!

Das liegt daran, dass bei uns, wenn wir Angst- oder Stress haben, immer noch das gleiche biologische Programm abläuft wie bei unserem ausgestorbenen Urur-verwandten, dem Neandertaler. Für ihn war es überlebensnotwendig, bei Angst oder Stress in Alarmbereitschaft zu gehen und alle Energien bereitzuhalten, um seine Existenz zu sichern. Er schlief im Freien oder in Höhlen und war weitaus weniger geschützt, als wir es heute sind. Angst löste bei ihm eine Reaktion im Gefühlshirn aus, welche viel Energie für den Angriff oder die Flucht vor der Gefahr bereitstellte. Es erfolgte immer eine körperliche Handlung, nämlich *draufzuhauen oder abzuhauen*. Er sollte nicht mit dem bedrohlichen Tier diskutieren! Haben wir Angst, ist daher unser Großhirn, mit dem wir denken, abgeschaltet und das Gefühlshirn besonders aktiv.

Wenn wir z. B. beim Nicht-schlafen-Können vor dem nächsten Tag Angst haben, dann ist das Gefühlshirn sehr stark aktiviert. Wenn man sich nun mit dem Großhirn, also dem Verstand, sagt, dass man doch keine Angst zu haben braucht, macht man möglicherweise die Beobachtung, dass diese verstandesmäßige Einsicht leider oft nicht wirklich hilft. Die Angst bleibt häufig unverändert und lässt sich auch durch »schlaue« Kommentare aus dem Großhirn kaum beeindrucken. Wer hat das nicht schon erlebt? Wenn unser Gefühlshirn stark aktiviert ist, macht es sich quasi unabhängig vom Großhirn. Die Unbeeindruckbarkeit des Gefühlshirns durch »kluge« oder auch nicht so kluge Kommentare aus dem Großhirn ist ein biologisches Programm, das unseren Vorfahren in Gefahrensituationen das

Leben gerettet hat und auch uns auf Gefahren hinweist.

Nun hat sich dieses Warnsystem im Falle des Nicht-schlafen-Könnens verselbstständigt und springt schon an, wenn Sie ans Zubettgehen denken oder nachts wach werden. Jetzt hilft, wie gesagt, das reine Denken oft nicht weiter, da unser Körper ganz automatisch reagiert. Eigentlich ist es toll, dass unser Körper bzw. unser Gehirn sich unangenehme Sachen so gut merken können und uns vor nochmaligen unangenehmen Erlebnissen schützen möchte. Leider meinen Körper und Seele es nur allzu gut mit uns und schießen bisweilen eben etwas über das Ziel hinaus und bringen uns dann um den Schlaf. Dann liegt man nachts wach und kann absolut nicht wieder einschlafen.

Merke: Aller Beobachtung nach wirkt das Klopfen direkt auf unser Gefühlshirn. Das heißt, wenn wir auf bestimmte Punkte auf dem Körper klopfen, während wir nicht schlafen können, haben wir gute Chancen, dass der Stress und die uns belastenden unangenehmen Gefühle abnehmen und sich der Schlaf danach wieder einstellt.

1.3 Klopfen üben, bis es klappt »wie im Schlaf«!

Das Klopfen ist für den Umgang mit problematischen Gefühlen und Gedanken am Tag entwickelt worden, und man lernt es am besten zunächst einmal am Tag. Das ist durchaus auch für die Verbesserung des Schlafes hilfreich, denn am Tag sammelt sich oft Problematisches an, was uns dann nachts vom Schlaf abhält.

Am Tag können Sie das Klopfen bei allen unangenehmen Gefühlen und Gedanken nutzen und diese schon mal verarbeiten. Das ist sinnvoll, da das Gehirn nachts alles vom Tag abspeichert, und wenn tagsüber zu viel Belastendes passiert ist, stört es unseren Schlaf. Denn nachts träumen wir eventuell davon und werden unruhig oder wir werden nachts wach und denken sofort an dieses Unangenehme.

Es lohnt sich also, am Tag das Klopfen so oft zu üben, bis es wie »im Schlaf« klappt. Dafür können Sie alle unangenehmen Gefühle und Gedanken, die Sie tagsüber wahrnehmen, dafür nutzen, die im Folgenden erklärten Übungen zu lernen.

Wenn Sie die Übungen über zwei bis drei Tage bei verschiedenen Gelegenheiten geübt haben, dann können Sie den Ablauf in der Nacht »wie im Schlaf«. Danach ist es nicht mehr so schwierig, sich vorzustellen, nachts etwas zu tun, was einem ja eigentlich sehr fremd ist. Dann kann man direkt mit dem Klopfen in der Nacht beginnen.

Beim Erlernen der Übungen kann es hilfreich sein, sich das Thema auf einem leeren Blatt Papier zu notieren und während der Anwendung der Übungen die

Aufmerksamkeit immer wieder auf **zwei Ebenen** zu richten, und zwar auf:

- störende unangenehme bzw. belastende **Gefühle** und
- störende und hemmende **Denk- und Beziehungsmuster**.

Beginnen Sie damit, dass Sie in sich hineinspüren, ob die schlaflosen Nächte schon am Tag ungute Erinnerungen und Gefühle wecken. Wenn Sie keine unangenehmen Gefühle am Tag bezüglich der Schlaflosigkeit in der Nacht spüren, dann nehmen Sie andere ungute Gefühle, wie z. B. Ärger, Traurigkeit, Ohnmacht, Ängste etc., um die Übungen zu lernen, damit es wie im Schlaf klappt.

Als Beispiel für das Vorgehen nehmen wir hier Gefühle des Nicht-schlafen-Könnens in der Nacht und zeigen auch die Anwendung in der Nacht. Zum Lernen der Übungen schreiben Sie sich diese am Tag auf:

- Welche **Gefühle** beschäftigen Sie nachts beim Nicht-schlafen-Können. Was fühlen Sie, wenn Sie nicht schlafen können? Wie fühlt sich Ihr Körper an?
- Gibt es **störende Gedanken** über Sie selbst oder andere, die den Schlaf verhindern?
- Knacken Sie an einem **Problem**, dass Sie vom Tag mit in die Nacht genommen haben?

Das Vorgehen erfolgt nun auf zwei Ebenen:

- Bei den **unangenehmen Gefühlen** werden die Punkte (siehe S. 33) **geklopft** und **dabei denken Sie an die unangenehmen Gefühle** und **spüren Sie im Körper**, wo Sie diese wahrnehmen können.

- Bei **störenden Gedanken reiben Sie den Selbstberuhigungspunkt** (siehe S. 27) und **nehmen sich selbst** mit diesen Gedanken **gleichzeitig an.**

Sie haben nun vielleicht auf Ihrem Zettel einige der folgenden **unangenehmen Gefühle** oder etwas Ähnliches notiert, wie z. B.:

- Angst, am nächsten Tag nicht fit zu sein
- Angst, die Aufgaben nicht zu schaffen
- Angst vor der Erschöpfung und Müdigkeit am nächsten Tag
- Angst zu versagen
- Angst, die Kontrolle über das Leben zu verlieren
- Angst, verrückt zu werden
- Angst, sich so hilflos zu fühlen
- Angst vor Scham- und Peinlichkeitsgefühlen am nächsten Tag
- Ärger auf Menschen
- Ohnmachtsgefühle in erlebten Situationen
- Sorgen, die man sich um Menschen macht
- Sorgen, die man sich z. B. um Arbeitsabläufe macht
- etc.

Außerdem haben Sie vielleicht auch **störende Gedanken** über sich selbst oder die Beziehungen zu anderen aufgeschrieben, wie z. B.:

- Ich bin zu blöd zum Einschlafen.
- Andere schaffen das doch auch problemlos.
- Schlafen ist doch so einfach, nur ich krieg es nicht hin.
- Morgen bin ich bestimmt total fertig.

- Ich wusste es doch, dass ich schon wieder nicht schlafen kann.
- Bestimmt bin ich morgen nicht in der Lage, meine Aufgaben zu erfüllen.
- Ich werde scheitern.
- etc.

Jetzt können Sie mit diesen *Gefühlen* lernen zu *klopfen* und mit den gefundenen *Gedanken* die *Selbstberuhigungsübung* durchführen. Sie könnten jeden aufgeschriebenen Punkt einzeln behandeln oder einfach an das ganze Thema denken.

Checkliste zur Herausarbeitung des Themas:

- Um was für ein Gefühl handelt es sich genau?
- Welches unangenehme oder belastende innere Bild oder welche Erinnerung gehört zu dem Thema?
- Wo im Körper fühlt es sich besonders unangenehm an?
- Wie denke ich über mich, weil ich dieses Problem habe?

1.4 Übungen kennenlernen

Wir laden Sie ein, die nachfolgenden Übungen kennenzulernen und gleich auszuprobieren. Auf Seite 40 und 42 finden Sie die Zusammenfassung dieser Übungen für die Nacht und den Tag, damit Sie sie leicht und schnell umsetzen können.[1]

Lesen Sie die Übungen durch und probieren Sie vielleicht gleich, sie anzuwenden und zu spüren, wie sie wirken. So können Sie eine Übung nach der anderen gleich beim Lesen kennenlernen. Sie müssen nicht erst alles gelesen haben, um die Wirkung der einzelnen Übungen bei sich selbst zu erfahren. Fangen Sie an, es lohnt sich! Es ist noch kein Meister vom Himmel gefallen, sondern Übung macht den Meister und dann geht es wie im Schlaf!

Konzentrieren Sie sich auf das unangenehme Gefühl oder Thema, das Sie verändern wollen. Versuchen Sie, dieses ungute Gefühl intensiv zu spüren. Wenden Sie dann die Übungen an und beobachten, wie sie wirken. Nachts denken Sie an Ihre Schlafprobleme und an die Sorgen und Gedanken, die Sie sich machen.

Als Nächstes schätzen Sie den Stress, das Unbehagen, die Belastung ein. Wie unangenehm fühlt sich dieses Gefühl auf einer Skala zwischen 0 und 10 *jetzt* an? 0 bedeutet »gar kein Gefühl zu dem Thema« und 10 bedeutet »das stärkste Gefühl«. Diese Einschätzung des Gefühls kann man tagsüber nach jeder der folgenden

1 Sie können sich diese Anleitungen auch aus dem Internet herunterladen: carl-auer.de/zzz

einzelnen Übungen vornehmen, um herauszufinden, ob sich an dem Thema etwas verändert hat. Das brauchen Sie nachts nicht zu tun.

Überkreuzübung

Bei der Überkreuzübung werden die Arme und Beine auf eine angenehme Art übereinander gekreuzt. Bei den meisten Menschen ist dies der Fall, wenn der linke über dem rechten Knöchel liegt und der rechte Arm über dem linken liegt (siehe Abbildung unten). Falls es jedoch anders herum ist, so ist das völlig in Ordnung. Diese Übung führt dazu, dass beide Hirnhälften besser miteinander in Verbindung stehen und vielleicht werden Sie allein dadurch schon ruhiger. Wenn Sie die Übung nachts durchführen, liegen Sie in Ihrem Bett – am besten auf dem Rücken.

Konzentrieren Sie sich bei der Übung auf Ihre *Atmung*. Versuchen Sie, die Atmung nicht zu beeinflussen, sondern einfach nur zu beobachten.

Probieren Sie, beim Einatmen die *Zunge* in Richtung Gaumen zu bewegen und sie beim Ausatmen wieder zu lösen. So bewegt sich ihre Zunge im Atemrhythmus wie ein kleines Segel im Mund auf und ab.

Gleichzeitig können Sie versuchen, ein *Bild eines Gleichgewichtes* vor Ihrem inneren Auge zu sehen. Das könnte eine Waage, eine Wippe, eine Pendeluhr, ein Horizont oder etwas anderes sein, was im Gleichgewicht ist.

Und *denken* Sie sich vielleicht das Wort *Balance* im Atemrhythmus: »Bal« beim Einatmen und »-lance« beim Ausatmen.

Überkreuzübung

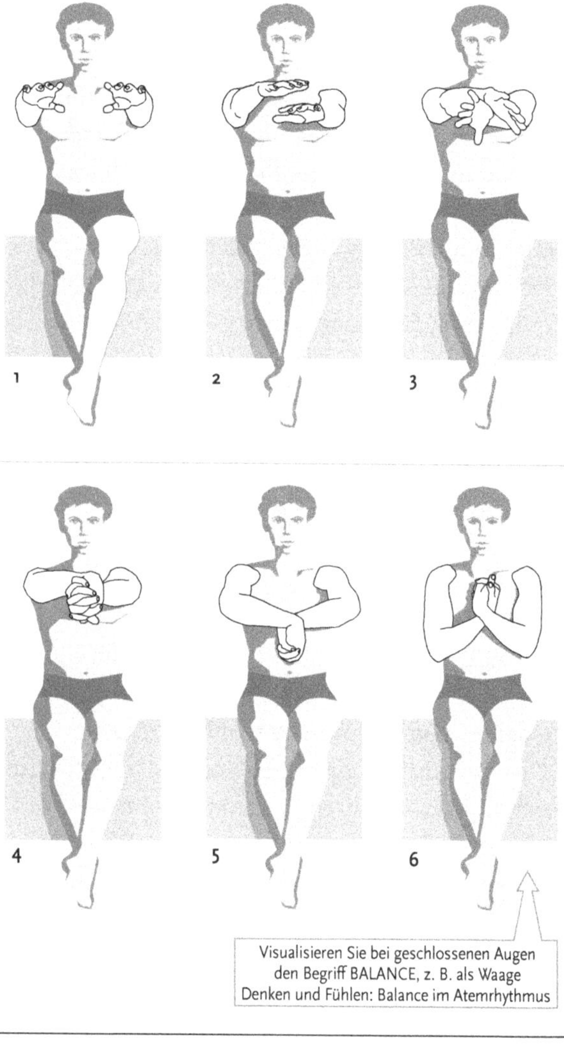

Und schließlich *spüren* Sie die *Balance* in ihrem Körper.

Wenn etwas nicht gleich funktioniert, probieren Sie es beim nächsten Mal einfach noch einmal aus, vielleicht geht es dann. Es kann aber auch sein, dass einzelne Teile dieser Übung einfach nicht funktionieren. Dann lassen Sie es auf sich beruhen und machen alle anderen Teile der Übung, die Ihnen möglich sind. Zum Beispiel sehen einige Menschen kein inneres Bild von einem Gleichgewicht – das macht nichts, weil sie eventuell das Gleichgewicht im Körper spüren oder sich das Wort Balance denken. Nach der Übung am Tag fragen Sie sich selbst, wie stark (von 0 bis 10) das Gefühl noch vorhanden ist, vielleicht hat es sich schon verringert.

Selbstberuhigungsübung

Bei störenden Gedanken reiben Sie den Selbstberuhigungspunkt und nehmen sich selbst mit diesen Gedanken gleichzeitig an. Dazu legen Sie ihre rechte Hand flach auf die linke Brust unterhalb des Schlüsselbeins und oberhalb des Herzens. Dann reiben Sie im Uhrzeigersinn langsam und ruhig diese Stelle und denken gleichzeitig an Ihre problematischen Gedanken über sich wie im Beispiel in Kapitel 1.3.

Wichtig ist, dass Sie nicht an irgendetwas anderes denken, sondern unbedingt an die problematischen Gedanken über sich. Sonst kann es nicht funktionieren.

Zum Beispiel könnte jemand den Punkt reiben und währenddessen über sich denken:

> »Auch wenn ich nicht schlafen kann und denke, ich bin zu blöd zum Einschlafen und morgen bin ich bestimmt total fertig, stehe ich zu mir so, wie ich bin, und bleibe hier und jetzt sicher und geborgen.«

Oder er/sie könnte denken:

> »Auch wenn ich Probleme mit dem Schlafen habe, mir Sorgen mache und schlecht über mich denke, bin ich in Ordnung – so, wie ich bin, und bleibe hier und jetzt sicher und geborgen.«

Oder Sie liegen vielleicht einfach nur wach da und denken über sich:

> »Auch wenn ich hellwach hier im Bett liege, liebe und akzeptiere ich mich so, wie ich bin, und bleibe hier und jetzt sicher und geborgen.«

Bei allen anderen Übungen ist die Körperseite, auf der Sie gerade arbeiten, egal – sie richtet sich nur nach Ihrem eigenen Empfinden, wie es sich gut anfühlt. Bei der Selbstberuhigung sollten Sie aber die **linke Seite** reiben. Das liegt daran, dass hier viele Nervenstränge vom Herzen zum Gehirn laufen und wir dies nutzen, um selbstwirksam zu sein. Nachdem man die Selbstberuhigungsübung am Tag durchgeführt hat, kann man sich wieder fragen, wie hoch der Stress oder das Unbehagen nun auf einer Skala zwischen 0 und 10 sind. Es kann nämlich durchaus sein, dass das unangenehme Gefühl sich schon durch die Selbstakzeptanzübung deutlich reduziert hat.

Selbstberuhigungsübung

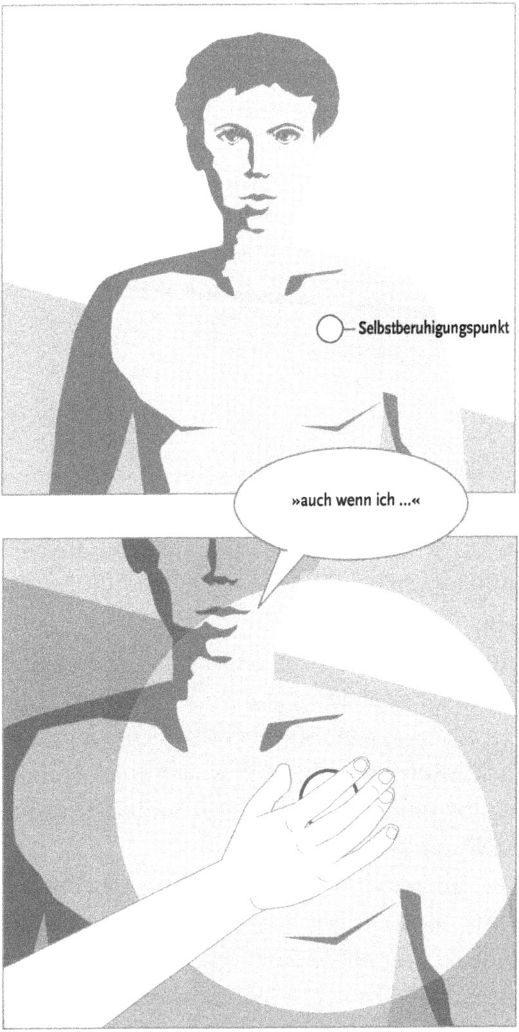

Merke: Die selbstberuhigenden Aussagen haben immer die gleiche Struktur. **»Auch wenn ich …, achte und schätze ich mich so, wie ich bin!«** Ich achte und schätze mich **trotz** meines Problems bzw. **mit** meinem Problem, nicht schlafen zu können, und meinen anderen Gedanken und Gefühlen zu dem Thema. Ich achte und schätze mich auch, wenn ich einfach nur wach liege und nicht schlafen kann. Eine noch stärker sich selbst annehmende Formulierung wäre: »… liebe und akzeptiere ich mich selbst …«. Eine etwas abgemilderte Form, sich selbst anzunehmen, wäre: »… bin ich dankbar – so, wie ich bin.«

Diese Übung dient dazu, sich selbst die Zuwendung zu geben, welche uns in einer solch schwierigen Situation oft fehlt. Wir suchen *Ruhe* in der Nacht, finden aber eher Beunruhigung und steigern uns in die *Unruhe* hinein.

Interessant ist: Zu uns selbst sind wir leider oft viel radikaler als zu anderen und fordern von uns viel mehr oder entwerten uns, wenn etwas nicht klappt. Versuchen Sie doch einmal, so wohlwollend und liebevoll mit sich selbst umzugehen, wie Sie es bei anderen sind. Das wirkt Wunder! Wirklich!

Bitte überprüfen Sie, ob Sie im zweiten Teil des Satzes wie oben vorgeschlagen selbstannehmend über sich denken können. Sollte es Ihnen nicht leichtfallen, sich selbst zu lieben und zu akzeptieren, wenn Sie ein Problem haben, dann sollten Sie probieren, den Satz so umzuformulieren, bis er passt. Er sollte immer eine positive Annahme über sich selbst beinhalten. Sie könnten z. B. zu sich sagen:

Auch wenn ich ...,

- ... *achte ich mich so, wie ich bin.*
- ... *schätze ich mich so, wie ich bin.*
- ... *bin ich okay.*
- ... *mag ich mich.*
- ... *beginne ich nun allmählich, mich so zu lieben und akzeptieren, wie ich bin.*
- ... *möchte ich mich so lieben und akzeptieren, wie ich bin.*
- ... *würde ich mich in Zukunft gern so lieben und akzeptieren, wie ich bin.*
- ... *wäre es wahrscheinlich gut, wenn ich mich so liebe und akzeptiere, wie ich bin.*
- ... *sagt die psychologische Fachwelt, dass es heilsam wäre, wenn ich mich so liebe und akzeptiere, wie ich bin.*
- ... *bin ich dennoch ein Kind Gottes.*
- ... *liebe und akzeptiere ich mich, so gut ich kann.*
- ... *liebe und akzeptiere ich mich zu x % so, wie ich bin. (Überlegen Sie vorher, zu wie viel Prozent Sie sich lieben und akzeptieren können.)*
- ... *liebe und akzeptiere ich einen klitzekleinen Anteil von mir/liebt und akzeptiert ein klitzekleiner Anteil von mir mich so, wie ich bin.*
- ... *bin ich dennoch ein Mensch.*
- ... *gehöre ich dennoch zur Gemeinschaft der Menschen dazu.*
- ... *gefällt mir die Idee, prüfen zu dürfen, ob es nicht doch guttun würde, wenn ich mich achte und schätze so, wie ich bin.*

Klopfen der 16 Punkte auf dem Körper

Mit dem Klopfen der 16 Punkte auf dem Körper können unangenehme und störende Gefühle verringert werden. Beim Problem des Nicht-schlafen-Könnens zeigt es sich bei den allermeisten Menschen, die die Methode gelernt haben, dass sie nach einem oder mehreren Klopfdurchgängen einschlafen und beim späteren Wachwerden bemerken: »Oh, ich bin ja eingeschlafen, ohne es zu merken.« Wie werden die Übungen durchgeführt?

Denken Sie an das unangenehme Gefühl, nachts nicht schlafen zu können, oder suchen Sie sich zum Kennenlernen des Klopfens ein anderes Thema, das Sie unangenehm berührt. Oder nehmen Sie sich Ihre Liste vom Beginn dieses Buches und bearbeiten die Gefühle mit dem Klopfen. **Nachts denken Sie an Ihr Schlafproblem.**

Vertiefen Sie dann dieses Gefühl. Versuchen Sie nicht, es wegzudrängen, sondern im Gegenteil: Spüren Sie, wo im Körper es sich anfühlt. Welche Gedanken, Gefühle und vielleicht Bilder tauchen in Ihnen auf? Und wie unangenehm ist es?

Und **während Sie die unangenehmen Gefühle spüren, klopfen Sie die 16 Punkte** (siehe S. 33).

Zum Lernen der Übungen ist es hilfreich, wenn Sie gleich erleben können, wie das Klopfen wirkt. Dazu brauchen Sie diese Gefühle und Gedanken. Hilfreich ist, in den Körper zu spüren, wo es sich unangenehm anfühlt, und beim Klopfen mit Ihrer Aufmerksamkeit dort im Körper zu sein.

Merke: Das Klopfen kann nur wirken, wenn Sie tatsächlich dauernd an das unangenehme Gefühl denken, während Sie klopfen. Das liegt daran, dass Sie in **dem** Bereich des Gefühlshirns etwas ändern wollen, wo diese Gefühle verarbeitet werden. Wenn Sie während des Klopfens an etwas anderes als an das unangenehme Gefühl denken, dann kann sich an diesem Gefühl nichts ändern. **Wichtig ist also: Wenn Sie nachts wach liegen, sollen oder müssen Sie an das Nicht-schlafen-Können und die anderen unangenehmen Gedanken und Gefühle denken, während Sie gleichzeitig reiben bzw. klopfen, um wieder schlafen zu können.**

Es ist sinnvoll, das Thema an jedem Punkt neu zu *benennen,* also wie *ein Leierkasten* zu *denken,* z. B. »*Meine Schwierigkeit einzuschlafen und meine Angst, morgen nicht fit zu sein*«. Hierbei ist es wichtig, das Problem möglichst konkret zu benennen oder die ganze Aufmerksamkeit auf das Gefühl zu richten, welches das Unbehagen verursacht.

Falls zu dem Thema, das man verändern möchte, mehrere unangenehme Gefühle gehören, konzentriert man sich am besten zunächst auf das unangenehmste oder am meisten störende Gefühl. Sinn und Zweck *des Denkens wie ein Leierkasten* ist es übrigens, im Kontakt mit dem Problem zu bleiben. **Ziel ist es, im Gehirn an dem Punkt zu arbeiten, wo das unangenehme Gefühl verarbeitet wird.**

Beim Klopfen kann man mit den Fingerkuppen bzw. Fingerenden des Zeige- und Mittelfingers der rechten oder linken Hand auf die jeweiligen Punkte klopfen.

Je Punkt kann man zwischen 5 und 25-mal klopfen (ca. zwei Schläge pro Sekunde).

Während man das Klopfen erlernt, sollte man darauf achten, ob es gegebenenfalls Punkte gibt, die eine besonders starke (positive) Reaktion oder Entspannung auslösen. An diesen intuitiv gefundenen *(Lieblings-) Punkten* kann man dann bis zu mehrere Minuten klopfen, da diese mit hoher Wahrscheinlichkeit aufgrund der positiven Reaktion für einen besonders bedeutsam sind. Bei diesem Vorgehen handelt es sich um das *intuitive Klopfen.* Man schult sich dabei auch darin, immer besser in sich hineinzuspüren und zu merken, was einem guttut.

Merke: Lieblingspunkte sind also jene Punkte, auf die man besonders gut beim Klopfen anspricht, die schnell eine große Entlastung oder Stimmungsaufhellung bringen bzw. an denen besonders viel passiert und sich etwas verändert. **In der Nacht sind das die Punkte, bei denen man gähnt. Diese können Sie sich merken, um dann nur noch diese Punkte zu klopfen, wenn Sie wieder einschlafen möchten.**

Es könnte natürlich auch sein, dass sich alle Punkte gleich gut anfühlen, man also keine Lieblingspunkte ermitteln kann. Dann klopft man eben alle 16 Punkte durch. Nach jedem Klopfdurchgang kann man sich tagsüber wieder fragen, wo zwischen 0 und 10 das unangenehme Gefühl nun liegt.

Die Klopfpunkte: Bei den 16 Punkten, die geklopft werden, handelt es sich um Akupunkturpunkte. Für die Anwendung des Klopfens, um wieder besserschlafen zu können, ist es nicht nötig zu wissen, um welche Akupunkturpunkte es sich dabei genau handelt. Ganz im Gegenteil: Es belastet nachts nur, wenn man zu viel darüber nachdenkt. Wir schlagen vor, sich beim Klopfen eine radikale Vereinfachung zu erlauben. Man muss nur wissen, wo die Punkte liegen, die man beklopft. Es reicht übrigens aus, die Punkte in einem Umkreis von ca. 5 cm zu treffen. Auf welcher Körperseite geklopft wird, ist egal. Man kann bei den Seiten ausprobieren und hineinspüren, ob sich die eine oder andere Seite besser anfühlt bzw. ob dort mehr passiert. Bei einigen richtet sich die Seite, auf der sie nachts klopfen, auch danach, auf welcher Seite sie nachts gern liegen. Die Körperseite, auf der man liegt, wird dann beklopft – einfach nur deshalb, weil die andere Hand frei ist. Auch die Reihenfolge spielt erfahrungsgemäß keine bedeutende Rolle. Falls Sie also schon eine andere Klopfabfolge praktizieren, können Sie getrost dabei bleiben. Es empfiehlt sich jedoch unbedingt, sich eine Reihenfolge zu merken, damit man sie nachts »wie im Schlaf« abrufen kann.

Merke: Wenn Ihnen bestimmte Punkte guttun, Sie nachts beim Klopfen dieser Punkte z. B. gähnen können, dann können Sie genau diese Punkte klopfen und die anderen Punkte weglassen. Das macht es nachts einfacher und schneller. Wenn Sie sich mehrfach beklopft haben, Ihr Körper und Ihr Gehirn das Klopfen

Klopfpunkte

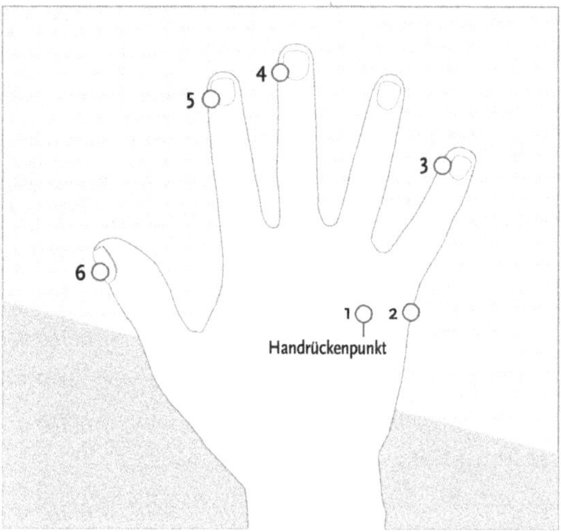

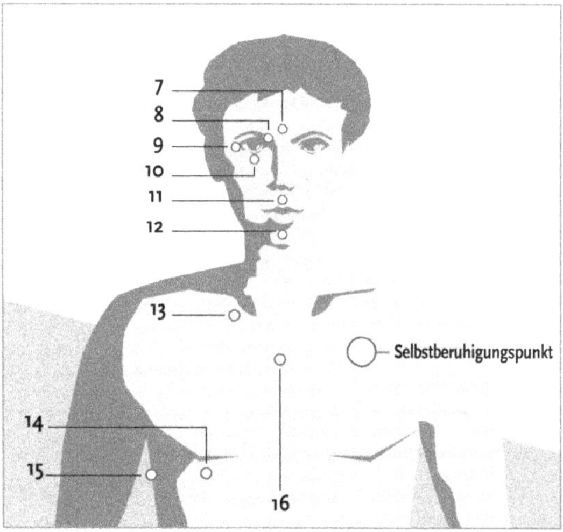

also kennen, kann es sogar ausreichen, einfach nur an die Punkte zu denken, während Sie gleichzeitig z. B. an das Schlafproblem denken oder an das Problem, das Sie vom Schlaf abhält. Sollte das Klopfen unangenehm sein, können Sie die Punkte auch einfach nur berühren und dabei tief ein- und ausatmen. Unangenehme oder schmerzende Punkte kann man einfach weglassen.

Zwischenentspannung

Nach dem Klopfen der Punkte auf dem Körper ist es sinnvoll, eine Pause mit einer Zwischenentspannung zu machen (siehe folgende Abbildung). In dieser Entspannungspause können andere Hirnbereiche bezüglich des aktuellen Themas aktiviert werden. Vielleicht sind Sie aber auch schon nach dem ersten Klopfen so müde, dass Sie sich in Ihre Lieblingsposition legen und einschlafen.

Bei der Zwischenentspannung klopft man fortwährend den Punkt auf dem Handrücken und macht dabei Folgendes:

- die Augen schließen,
- die Augen öffnen,
- nach unten rechts schauen,
- nach unten links schauen,
- die Augen einmal 360 Grad rechtsherum kreisen lassen,
- die Augen einmal 360 Grad linksherum kreisen lassen,
- eine Melodie summen (vielleicht fällt Ihnen nachts ein Schlaflied ein),

- von 7 bis 1 rückwärts zählen oder eine Rechenaufgabe lösen
- und wieder summen.

Nach der Zwischenentspannung legt man sich nachts so hin, wie man gern liegt, und lässt einfach geschehen, was geschieht. Vielleicht wachen Sie irgendwann auf und sind überrascht, dass Sie geschlafen haben – dann freuen Sie sich einfach.

Sollte es mit dem Einschlafen immer noch nicht klappen, wiederholen Sie die Überkreuzübung, die Selbstberuhigungsübung und klopfen danach Ihre Lieblingspunkte, an denen Sie eventuell gähnen können, machen Sie die Zwischenentspannung und nehmen wieder ihre Schlafposition ein.

Merke: Nachts macht man alle Übungen im Bett im Liegen. Machen Sie es sich dabei so bequem wie möglich: Es ist ja das Ziel, dass Sie sich wohlfühlen und entspannen können. Dazu können Sie vielleicht, wenn Sie die Übungen auf dem Rücken liegend machen, die Bettdecke zusammenknüllen oder ein Kissen nehmen und unter den Arm legen. Dann ist das Klopfen weniger anstrengend. Oder Sie legen sich auf die Lieblingsseite und klopfen mit der freien Hand der anderen Seite.

Nachts ist es nicht ungewöhnlich, dass man zwei bis drei Durchgänge der Übungen macht. Da sie jeweils nur ca. zwei Minuten dauern, ist es im Vergleich mit einer durchwachten Nacht ein erträglicher Zeitaufwand. Lassen Sie sich Zeit, die Übungen zu lernen. Erwarten Sie nicht, dass es sofort »wie im Schlaf« geht. Nach

Zwischenentspannung

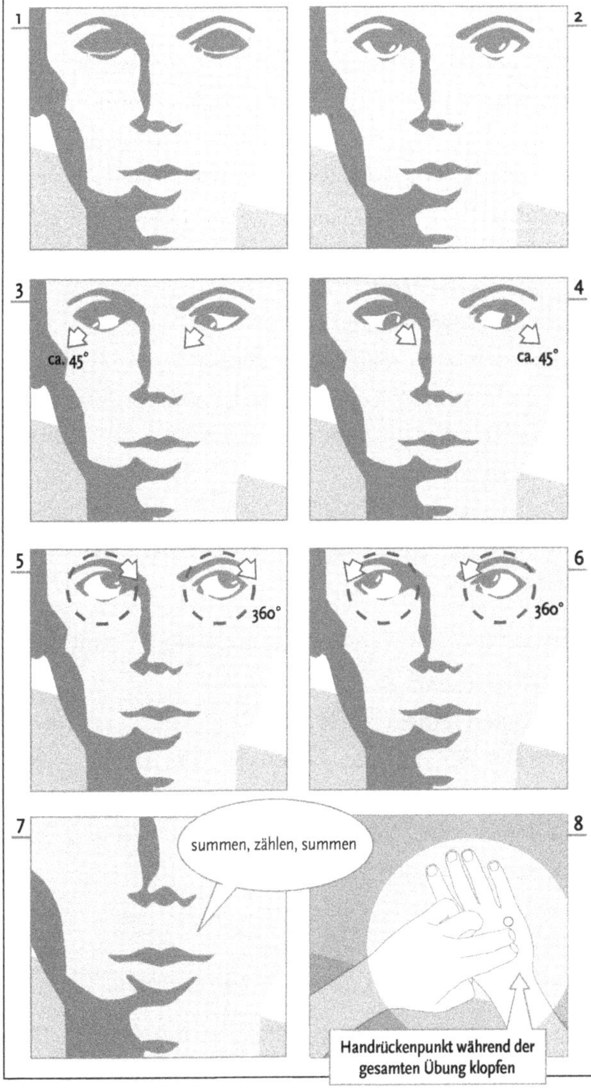

ein wenig Übung kommt allerdings bei den meisten Menschen der Schlaf – und dann heißt es, traumhaft zu schlafen.

Sollten Sie die Übungen am Tag machen, schätzen Sie wieder von 0 bis 10 ein, wie stark das Gefühl noch ist. Ist es höher als drei, machen Sie einfach noch mal die Selbstberuhigungsübung und die Zwischenentspannung. Sie können so viele Durchgänge klopfen, bis das Problem so klein ist, dass es Sie nicht mehr stört.

Abschlussentspannung

In der Nacht lässt man die Abschlussentspannung weg. Man dreht sich einfach im Bett in seine Schlafposition und wacht hoffentlich erst wieder auf, wenn es Zeit zum Aufstehen ist.

Wenn das unangenehme Gefühl tagsüber kleiner oder gleich drei ist, kann man die Abschlussentspannung machen:

Fortwährend den Handrückenpunkt klopfen und:

- die Augen schließen,
- die Augen öffnen,
- mit den Augen vom Boden bis zur Decke gleiten (ca. 5 Sekunden),
- die eigenen Augenbrauen fest anschauen und ca. 5 bis 10 Sekunden nach oben schauen,
- dann die Augen schließen,
- tief Luft holen
- und genussvoll und geräuschvoll ausatmen.

Erst nach dem Ausatmen hört man mit dem Klopfen des Handrückenpunktes auf.

Abschlussentspannung

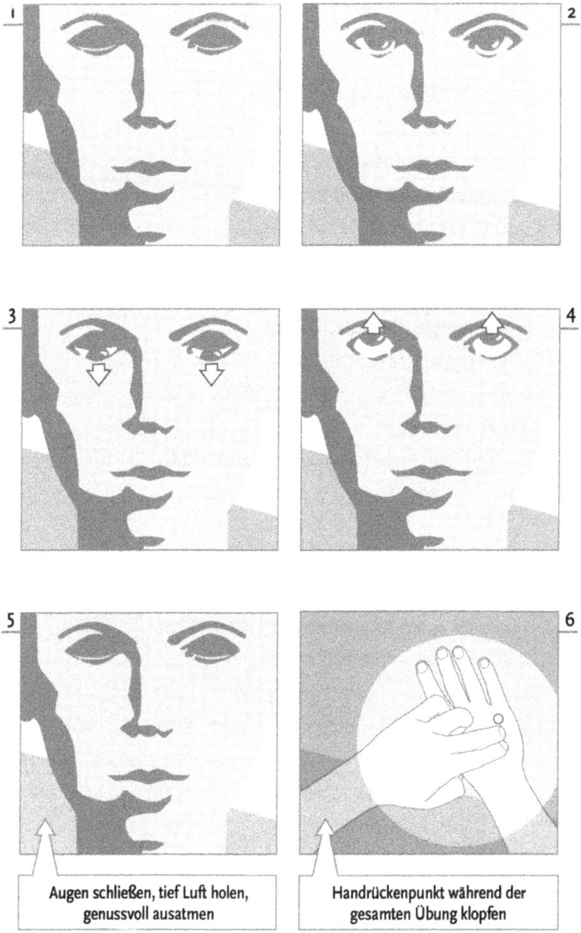

Anleitung in der Nacht

- **Schreiben Sie in der Nacht ohne Licht auf,** wenn Sie etwas beschäftigt (siehe S. 94).
- Richten Sie ihre **Aufmerksamkeit auf das Nicht-schlafen-Können** und eventuelle andere unangenehme Gedanken und Gefühle.
- Spüren Sie **im Körper,** wo Sie diese **wahrnehmen.**
- **Überkreuzübung**
- **Selbstberuhigungsübung:** Greifen Sie dabei diese Gefühle und Gedanken auf und nehmen Sie sich selbst damit an.
- **Klopfen: Denken Sie an das Schlafproblem** und die anderen Gedanken und Gefühle, **spüren Sie im Körper, wo es sich unangenehm anfühlt**, und **klopfen** Sie die 16 Punkte bzw. **Lieblingspunkte (Gähnen).**
- **Zwischenentspannung:** Klopfen Sie den Handrückenpunkt – dabei Augenbewegungen machen, summen, zählen, summen.
- Nehmen Sie Ihre **Lieblingsschlafposition** ein und lassen Sie einfach geschehen, was passiert.

Sollten Sie nicht bald eingeschlafen sein:

- **Wiederholen Sie die Selbstberuhigungsübung** mit z. B.: »Auch wenn ich immer noch nicht eingeschlafen bin, liebe und akzeptiere ich mich selbst so, wie ich bin.«
- **Wiederholen Sie das Klopfen** mit Gedanken wie z. B. »mein Problem, noch nicht einzuschlafen ...« und klopfen Sie die Punkte, an denen Sie u. U. gähnen mussten, so lange, bis Sie wieder gähnen, oder klopfen Sie alle 16 Punkte, wenn Sie nicht gähnen müssen.
- **Zwischenentspannung**
- Nehmen Sie Ihre **Lieblingsschlafposition** ein.
- Eventuell nochmals wiederholen.

Und fühlen Sie sich bitte nicht gestresst durch diese Anleitung. Erfahrungsgemäß funktioniert es auch, wenn man mal einzelne Schritte vergisst.

Zusätzliche Hinweise:

- Jeder Durchgang dauert nur **ca. zwei bis drei Minuten.**
- Halten Sie neben dem Bett einen **Notizblock und Stift bereit.**
- Schreiben Sie – **ohne Licht** anzumachen – auf, was Sie beschäftigt.
- Die Übungen werden **im Bett liegend** durchgeführt. Fühlen Sie sich wohl dabei!
- Legen Sie ein **Kissen** oder die Decke unter den Arm, wenn Sie auf dem Rücken liegen.
- Es geht auch auf der Seite liegend.
- **Extrem wichtig ist, dass Sie unbedingt an das Schlafproblem etc. denken, während Sie reiben und klopfen**! Denken Sie wie ein **Leierkasten** daran.
- **Zwei bis drei Durchgänge** sind »normal«.
- Suchen Sie Ihre **Lieblingspunkte**, an denen Sie **gähnen** können. Dann brauchen Sie nur noch diese Punkte zu klopfen, bis Sie gähnen.
- Machen Sie die Übungen mit **geschlossenen Augen**.
- Sie brauchen nachts das Problem nicht laut auszusprechen; auch das Summen, Zählen und Summen können Sie **still** tun. Klopfen Sie leise, damit Sie Ihren eventuell nebenan liegenden Partner nicht beim Schlafen stören.
- Beim Summen fällt Ihnen vielleicht **ein Schlaflied** ein. Es ist spannend, was einem einfällt und ob es vielleicht beruhigt.

- Mit etwas Übung reicht es möglicherweise aus, **nur noch zu denken**, dass Sie die Übungen durchführen. Ihr Körper und Ihre Seele wissen dann schon, was zu tun ist.

Man kann jede Übung einzeln durchführen, wenn sie einem guttut. Vielleicht reicht schon die Durchführung einer Übung.[2]

Anleitung am Tag

- Stellen sie fest, was **Sie belastet,** und schreiben Sie es eventuell auf – z. B. »Ärger über ...«
- Richten Sie **Ihre Aufmerksamkeit** auf die unangenehmen Gefühle und Gedanken.
- Spüren Sie **im Körper,** wo Sie diese **wahrnehmen.**
- **Schätzen** Sie nach jeder Übung am Tag **ein**, **wie stark** zwischen 0 bis 10 Sie die unangenehmen Gedanken und Gefühle **noch spüren** können. Sobald Sie bei einem Wert von 3 oder kleiner liegen, können Sie die Übungen mit der Abschlussübung beenden.
- **Überkreuzübung**
- **Selbstberuhigungsübung:** Greifen Sie dabei diese Gefühle und Gedanken auf und nehmen Sie sich selbst damit an, z. B.: »Auch wenn ich mich ärgere über ..., liebe und akzeptiere ich mich selbst so, wie ich bin.«
- **Klopfen: Denken Sie an die unangenehmen Gefühle, spüren Sie im Körper, wo es sich unangenehm anfühlt** und **klopfen** Sie die 16 Punkte, z. B.: »Mein Ärger über ... mein Ärger über ...«

---

2 Diese und die folgende Anleitung können Sie sich als Erinnerungshilfe 1 und 2 im Netz unter folgender Adresse herunterladen: carl-auer.de/zzz

- **Zwischenentspannung:** Klopfen Sie den Punkt auf dem Handrücken – dabei Augenbewegungen machen, summen, zählen, summen.
- Sollten die Gefühle noch **stärker als 3** sein, **wiederholen Sie die Schritte** ab der Selbstberuhigungsübung.
- **Wiederholen Sie die Selbstberuhigungsübung** mit z. B.: »Auch wenn ich immer noch etwas ärgerlich bin über …, liebe und akzeptiere ich mich selbst so, wie ich bin.«
- **Wiederholen Sie das Klopfen** z. B. mit Gedanken wie »mein Restärger über …« und klopfen Sie die 16 Punkte oder eventuell nur noch Ihre Lieblingspunkte, an denen viel passiert.
- **Zwischenentspannung**
- **Abschlussentspannung,** wenn der Wert 3 oder kleiner ist.

Zusätzliche Hinweise:

- Sie können die Übungen am Tag lernen, um sie nachts **»wie im Schlaf«** durchführen zu können.
- Sie können schon am Tag dafür sorgen, dass Ihre Nacht ruhiger wird, indem Sie unangenehme Gefühle **am Tag verarbeiten**, damit diese die Nachtruhe nicht mehr stören.
- Das Klopfen am Tag führt zu mehr Ruhe, Gelassenheit und Wohlbefinden.
- **Es ist extrem wichtig, dass Sie unbedingt an die unangenehmen Gefühle und Gedanken denken, während Sie reiben und klopfen!**
- Am Tag ist es hilfreich, die Gedanken und Gefühle zusammenzufassen, sie **laut auszusprechen** und dabei zu reiben oder zu klopfen.

- Am Tag ist es hilfreich, die Stärke des Gefühls einzuschätzen, um nachvollziehen zu können, wie stark das Gefühl noch vorhanden ist.
- Man **wiederholt** so lange, bis es sich gut anfühlt.
- Man kann jede Übung einzeln durchführen, wenn sie einem guttut. Vielleicht reicht schon die Durchführung einer einzigen Übung.

Paradox: Durch das Denken an das Schlafproblem und gleichzeitiges Klopfen einzuschlafen

Die meisten Menschen, mit denen wir wegen ihrer Schlafstörungen gearbeitet haben, hatten gelernt, dass Sie versuchen sollten, sich abzulenken, und bloß nicht an die Schlafprobleme denken sollten. Sie denken oft ganz bewusst an etwas Positives, wie z. B., »es wäre schön zu schlafen« etc. Leider funktioniert das nur kurze Zeit, dann sind die Gedanken schnell wieder bei dem Problem, nicht schlafen zu können, oder den Gedanken und Gefühlen, die einen gerade belasten. Das verursacht häufig wiederum das Gefühl zu versagen, weil einem das scheinbar Einfache nicht gelingen will. Dies führt zu Ohnmachtsgefühlen, Verzweiflung und/oder Selbstentwertung.

Wir schlagen hingegen vor, dass Sie an Ihr Problem mit dem Schlafen denken oder an das belastende Gefühl, das Sie vom Schlafen abhält, und dass Sie dabei gleichzeitig auf Ihrem Körper reiben, klopfen oder andere selbstwirksame Strategien verfolgen. Das Charmante an unserem Vorschlag liegt darin, dass Sie nicht an etwas anderes denken müssen, sondern das denken und fühlen *sollen*, was Sie sowieso beschäftigt.

Sie denken und fühlen, wie schwierig das Schlafen ist, machen etwas mit Ihrem Körper – und das bewirkt, dass Sie wieder schlafen können! Ein scheinbarer Widerspruch. Es erscheint paradox, an das Nicht-schlafen-Können zu denken, auf dem Körper etwas zu machen und *dadurch* einzuschlafen. Die Erfahrung der Menschen mit Schlafstörungen, die das Klopfen anwenden, ist, dass sie nach dem Klopfen irgendwann wieder aufwachen und überrascht sind, dass Sie eingeschlafen waren.

> »Manche sehnen die Sonne herbei, damit sie im Schatten sitzen können.«
>
> Paul Eßler

Vielleicht denken Sie jetzt: »Ja, das habe ich inzwischen begriffen, es ist ja oft genug wiederholt worden, dass beides zusammengehört: klopfen, reiben und die anderen Strategien beim gleichzeitigen Denken an das Nicht-schlafen-Können.«

Wir haben es so oft wiederholt, damit es sich wirklich einprägt.

Merke: Wenn diese Übungen bei Ihnen nicht zum Schlafen geführt haben, ist unserer Erfahrung nach ein wichtiger Grund dafür, dass man sich so verhalten hat, wie es einem bisher vertraut war, und versucht hat, an etwas anderes zu denken. Denkt man z. B., was man einkaufen will oder dass es schön wäre, wieder einzuschlafen etc., dann funktioniert das Einschlafen nicht. Daher sind wir in diesem Punkt vielleicht etwas hartnäckig und penetrant und bitten um Ihr Verständnis.

1.5 Der »schlaue« Lösungsversuch

Wenn man in der Nacht hellwach daliegt, ist das ein Anzeichen dafür, dass die Schlafstörung schon lange besteht und inzwischen chronisch geworden ist. Es ist hilfreich, zwischen dem Beginn der Schlafstörung und dem langen Andauern derselben zu unterscheiden. Am Beginn hat es bei fast allen Schlafsuchenden eine belastende Lebenssituation gegeben, die irgendwie besonders war. Meist sind es Lebensbelastungen wie Trennung, Tod, Probleme am Arbeitsplatz oder gesundheitliche Probleme, um nur einige zu nennen. Es können aber auch eigentlich positive Dinge wie die Planung einer Hochzeit, ein Hausbau oder eine Geburt sein, die am Beginn der Schlafstörung die ganze Aufmerksamkeit des Menschen fordern.

In dieser Zeit ist die ganze Aufmerksamkeit auf die Bewältigung der Aufgabe – oft auch mit belastenden Gefühlen – gerichtet. Tagsüber nimmt man sich zu wenig Zeit zum Verarbeiten, und nachts tauchen dann alle Gedanken und Gefühle auf, die man am Tag nicht beachtet hat. Das ist zunächst ein *»schlauer« Lösungsversuch unserer Seele* – sie gibt uns nachts Zeit, die niemand anderen stört. Jetzt haben wir Zeit für uns selbst und zum Verarbeiten der Dinge, die uns auf der Seele liegen. Das ist für einige Nächte ein ganz guter Versuch der Lösung. Doch meist dauern die Probleme länger an. Dann versuchen wir am Tag mit noch mehr Zeit und Kraft, diese zu meistern. Wenn wir jetzt nicht schlafen, sind wir am Tag erschöpft. Der zunächst »schlaue« Lösungsversuch wird allmählich zum Problem. An diesem Punkt beginnt meist die chronische Schlafstörung, die dann weiter bestehen bleibt, auch wenn das eigentlich belastende Thema bewältigt ist. Dann besteht eine Angst vor den Nächten – man ist misstrauisch, ob es wieder so eine Nacht wird, in der man nicht schlafen kann und nach der man am nächsten Tag erschöpft ist. Nun ist *der Schlaf zum Problem* geworden.

Merke: Am Beginn der Schlafstörung ist es hilfreich, mit dem Klopfen am Tag die belastende Lebenssituation und alle Gedanken und Gefühle, die damit verbunden sind, zu verarbeiten. So schafft man eine bessere Voraussetzung, in der Nacht nicht von diesen Gedanken und Gefühlen geweckt zu werden. In der Nacht kann man die Übungen anwenden, um wieder einzuschlafen. Bei einer lang anhaltenden Schlafstörung helfen die nächtlichen Übungen, um wieder in einen anderen Zustand zu kommen und dann einschlafen zu können.

1.6 Wachliegen, ohne etwas Bestimmtes zu denken

Viele Menschen mit Schlafstörungen sind schon lange über den Punkt hinweg, an dem sie nachts an Belastendes denken. Sie liegen einfach hellwach da und können nicht wieder einschlafen. Oft folgen dann zwar Gedanken, die sich damit beschäftigen, wie sie wohl den nächsten Tag überstehen sollen, und an dem Punkt tauchen meist auch unangenehme Gefühle auf. Sie haben aber eigentlich das Gefühl, dass sie im Prinzip nichts belastet – außer ihrer Schlafstörung. Der Schlaf selbst ist zum Problem geworden. Diese Menschen denken oft, dass das Klopfen ihnen nichts bringt, weil es ja um unangenehme Gefühle geht, die bearbeitet werden sollen. Unserer Erfahrung nach wirkt das Klopfen aber gerade bei vielen solchen Schlafsuchenden besonders gut, um in einen anderen Zustand zu gelangen, statt hellwach dazuliegen. Sie brauchen aber eventuell etwas mehr Geduld mit sich, da es bei ihnen oft eine lange Geschichte der Schlafstörung und viele schlechte Erfahrungen mit unangenehm durchwachten Nächten und Tagesmüdigkeit am nächsten Tag gibt. Diese Erfahrungen sind sehr mächtig und müssen durch neue Erfahrungen abgelöst werden, dass es auch anders gehen kann. Aber es geht. Auch diese Menschen können wieder zu einem traumhaften Schlaf gelangen.

Merke: Wer hellwach im Bett liegt, wendet die Übungen wie in der Kurzanleitung (S. 40) an und denkt bei der Selbstberuhigung zum Beispiel: »Auch wenn ich nicht einschlafen kann und hellwach daliege, liebe und akzeptiere ich mich so, wie ich bin.« Anschließend klopfen Sie und spüren in Ihren Körper hinein, wie sich das Hellwachsein anfühlt, und denken Sie während des Klopfens: »Mein Problem einzuschlafen und mein Hellwachsein, mein Problem einzuschlafen und mein Hellwachsein ...«

Wie gut das Klopfen hilft!

Die in diesem Buch vorgestellte Methode, wieder besser schlafen zu können, haben wir in eigens dafür entwickelten Wochenend-Schlafcoachings mit Menschen durchgeführt, die zum Teil seit mehreren Jahrzehnten unter Schlafstörungen leiden. An zwei Tagen lernen die Teilnehmer die Übungen unter unserer Anleitung kennen und erfahren darüber hinaus noch vieles Weitere, was zum besseren Schlafen dazugehört. Außerdem erleben sie sich als Teil einer Gruppe von Menschen, die das gleiche Problem haben, was sehr entlastend wirkt und den Austausch unter den Teilnehmern anregt. Ziel ist es, die Teilnehmer auf sehr persönliche Weise bei ihren Schlafproblemen zu unterstützen und nach Möglichkeit jedem zu einem besseren Schlaf zu verhelfen. Am ersten Tag lernen die Teilnehmer die Übungen kennen und wenden sie sofort nachts an. Sie können eventuell auftretende Missverständnisse oder Probleme am zweiten Tag gleich besprechen und sich die Übungen nochmals einprägen.

Am Beginn des Schlafcoachings füllen die Teilnehmer einen Fragebogen zur Schlafqualität aus, den sie nach sechs Wochen erneut mit zusätzlichen Fragen über die Anwendung der Übungen zugesandt bekommen. Das gibt den Teilnehmern und auch uns eine Rückmeldung darüber, wie sich der Schlaf durch das Schlafcoaching verändert hat. Das Ergebnis dieser Befragung ist, dass bei der überwiegenden Mehrzahl der antwortenden Teilnehmer eine deutliche Verbesserung ihres Schlafes eingetreten ist. Aus »chronischen Schlafstörungen« werden zum Teil »gesunde Schläfer« oder zumindest »schlechte Schläfer«. Aus »schlechten Schläfern« werden »gesunde Schläfer«. Selbst die wenigen, bei denen sich das Ergebnis objektiv kaum verändert hat, empfanden subjektiv eine Verbesserung ihrer Symptome. Aber die überwältigende Mehrzahl der Teilnehmer kann nach dem Schlafcoaching wieder besser schlafen und gibt folgende positive Rückmeldungen.

- »Ich schlafe viel, viel besser, seit ich bei Ihnen das Schlafcoaching gemacht habe! Meistens mache ich das ganze Programm durch, das wir bei Ihnen gelernt haben, und dann gähne ich ziemlich intensiv und schlafe ein. Es ist zwar nicht jede Nacht gleich gut, manchmal wache ich auch sehr früh auf. Aber es ist kein Vergleich mehr zu früher. Vor allem kein stundenlanges Wachliegen mehr. Und irgendwie auch ein Handwerkszeug, ich fühle mich nicht mehr so hilflos.«
- »Ich übe fleißig mit dem Erlernten. Dabei hat sich bei mir mehr Ruhe und Ordnung in der Nacht eingestellt. Das ist sehr schön.«
- »Kaum zu glauben – ich hatte schon zwei Nächte mit ganz wenigen, kurzen Unterbrechungen. Entspre-

chend gut war das Aufwachen am nächsten Morgen. Ich erprobe mich weiterhin als fleißige Klopferin.«
- »Ich schlafe wieder wie ein Murmeltier.«

Wenn es doch nicht wirkt: die Big Five

Das Klopfen hilft erfahrungsgemäß gut und zügig, wenn man unangenehme Gefühle reduzieren oder sogar auflösen will. Es kann aber sein, dass die beschriebenen Klopfübungen die unangenehmen bzw. belastenden Gefühle nicht hinreichend verändern. Das liegt meist an einer der folgenden inneren Blockaden, den *Big-Five-Lösungsblockaden*:

1) Man macht sich Selbstvorwürfe.
2) Man macht anderen Menschen (immer noch) Vorwürfe.
3) Man verharrt noch in einer Erwartungshaltung (anderen Menschen gegenüber), von der man sich noch nicht gelöst hat.
4) Man schrumpft innerlich, fühlt sich also kleiner, jünger, hilfloser, abhängiger, als man in Wirklichkeit ist.
5) Man hat eine (unbewusste) Loyalität anderen (nahestehenden) Menschen gegenüber, die (auch) nicht erfolgreich, gesund oder glücklich sein konnten, wollten oder durften, bzw. ist loyal einem Wertesystem gegenüber, zu dem man (unbewusst) nicht illoyal werden will. Diese Loyalitäten sind oft Leidensloyalitäten.

Bei **Selbstvorwürfen** ist zu beachten, dass man selbst gleichzeitig Angreifer und Angegriffener seiner eigenen Vorwürfe ist. Man führt einen Krieg gegen sich selbst. Da verwundert es nicht, wenn man dank dieser inneren Kriegsführung sich selbst im Weg steht. Vermutlich liegt es daran, dass man im Gehirn sein Bestrafungssystem aktiviert und somit seine Belohnungszentren blockiert hat. Selbstvorwürfe rufen die Gefühle Wut und Ärger hervor, die wiederum Adrenalin, unseren Botenstoff für Stress, freisetzen. Damit sind einige der wirksamsten Wachmacher aktiviert, die wir in der Biologie kennen.

Auch **Vorwürfe, die man anderen macht** – z. B. den eigenen Eltern, seinen eigenen Kindern, dem Partner gegenüber, den Lehrern seiner Kinder, der Kindergärtnerin oder wem auch immer –, haben häufig eine massive selbstschwächende Wirkung. Dadurch, dass man anderen Menschen Vorwürfe macht, gerät man leicht in eine Opferrolle und schwächt sich somit. Wieder ist das Bestrafungssystem (diesmal die Bestrafung anderer) aktiviert und das Belohnungssystem des Gehirns blockiert. Wieder – wie im Fall der Selbstvorwürfe – werden Wut, Ärger und Aggression hervorgerufen. Das wirkt besser als Koffein und verhindert den Schlaf.

Die Übung bei Selbstvorwürfen und bei Vorwürfen anderen gegenüber ist zunächst wieder die *Selbstberuhigungsübung* (S. 27). Danach ist es in vielen Fällen jedoch noch sinnvoll und notwendig, eine *Selbstverzeihübung* (s. Erinnerungshilfe 3 online) bzw. die *Verantwortung-beim-anderen-belassen-Übung* (s. Erinnerungshilfe 4 online) zu praktizieren.[3] Die Erwartungshaltung (Big Five Nr. 3), das innere Schrumpfen (Big Five Nr. 4) und

3 Beide verfügbar unter: carl-auer.de/zzz

die Leidensloyalitäten werden ebenfalls mit der Selbstberuhigungsübung (S. 27) behandelt.

Wenn man **Erwartungen an andere** hat, hat man ja ein Ziel festgelegt, das ein anderer erfüllen muss. Man hat sich somit abhängig davon gemacht, ob dieser das tut oder nicht. *Wir* haben uns also durch unsere Erwartungshaltung ein Stück weit von anderen abhängig *gemacht*. Hierbei ist es übrigens völlig egal, ob unsere Erwartungen inhaltlich gerechtfertigt sind oder nicht. Es geht hier nur um die Beziehungsebene, und auf der haben wir den anderen Macht über unsere Gefühle gegeben. Denn wir haben unser Ziel an das Verhalten eines anderen geknüpft, das nur der andere erfüllen kann. Wenn ich also von jemand anderem etwas erwarte, dass er dieses oder jenes tut oder unterlässt, dieser andere das aber nicht tut, so können bei mir zwei Grundbedürfnisse verletzt werden: das Grundbedürfnis, gesehen und geachtet zu werden, und das Grundbedürfnis, selbstwirksam zu sein. Außerdem könnte es sein, dass die nicht erfüllte Erwartung an den anderen mich selbst innerlich wieder klein werden lässt.

Ärger auf sich selbst, Sorgen um andere oder Vorwürfe anderen gegenüber und Erwartungshaltungen sind oft Gegenstände der nächtlichen Grübeleien und Sorgen.

Bei dem **inneren Schrumpfen**, in der Psychologie auch als Altersregression (also: sich kleiner fühlen) bezeichnet, fühlen wir uns eben wieder kleiner, hilfloser oder jünger, als wir es mittlerweile in Wirklichkeit sind. Man könnte sagen, unser Gehirn vergisst in diesem Zustand tatsächlich, dass wir so alt sind, wie wir sind. Wir stehen einer Herausforderung gegenüber, für deren Bewältigung wir eigentlich unsere gesamte Lebenserfahrung bräuchten. Aber anstatt sie mit Zuversicht zu bewältigen, schrumpfen wir – übrigens fast immer, ohne dass wir es bewusst mitbekommen – und beklagen uns dann darüber, dass wir uns der Herausforderung nicht gewachsen fühlen. Beim Thema Schlafstörung kommt erschwerend hinzu, dass das Bett als ein Rückzugsraum, der das Sich-klein-Fühlen verstärkt, auch eine Altersregression, also ein inneres Schrumpfen aktivieren kann. Auch kann es sein, dass ein im Bett liegender Mensch – der sich also innerlich kleiner fühlt, als er ist – an die Herausforderungen des nächsten Tages oder der nächsten Zeit denkt und sich diesen Herausforderungen dann nicht gewachsen fühlt, was natürlich sofort neuen Stress aktiviert. Dieser Stress führt wiederum dazu, dass man definitiv immer wacher wird. Auch bei Albträumen spielt das sogenannte innere Schrumpfen eine besondere Rolle. Man ist den unangenehmen und belastenden Inhalten der Albträume weit stärker ausgeliefert, wenn man innerlich geschrumpft ist, als wenn man sein wirkliches Alter empfindet.

Was die **Leidensloyalitäten** anderen gegenüber betrifft, so kann es sein, dass man sich nicht erlaubt, glücklicher, zufriedener, gesünder und erfolgreicher zu sein oder eben besser schlafen zu können als die Menschen (auch Verstorbene), denen gegenüber man loyal ist und sich innerlich verbunden fühlt. Das können z. B. Familienangehörige, wie Eltern, Großeltern, Geschwister, oder auch Partner, Freunde, Kollegen oder andere Menschen (auch Verstorbene) sein, mit denen man sich verbunden fühlt. In einem solchen Fall ist es wichtig, sich zu fragen, ob es für einen selbst wirklich sinnvoll ist, anderen zuliebe zu leiden bzw. wach zu liegen. Hinter den Loyalitäten steckt oft auch die Befürchtung, die Zugehörigkeit oder Bindung zu einer Person oder zu einer Gruppe zu verlieren. Zugehörigkeit ist ein Grundbedürfnis, somit besteht die Gefahr, dass wir den möglichen Verlust von Zugehörigkeit als Bedrohung erleben. Das aktiviert wieder Stress.

Merke: Die Big-Five-Lösungsblockaden müssten eigentlich alle Menschen am besten schon in der Schule kennenlernen, da sie die besten Konservierungsmittel für unangenehme Gefühle und für seelisches Leid sind. Hat man alle fünf Big-Five-Lösungsblockaden an Bord, kann man scherzhaft auch von einem »Full-House-Syndrom« sprechen. Humor ist insgesamt eine gute Maßnahme gegen psychische Probleme. Er hat eine große Lösungskraft bezüglich dieser psychischen Probleme. Und bedenken Sie: Wo Humor ist, ist kein Raum mehr für wirkliche Gefahr. Sie könnten sich eine ganz persönliche Big-Five-Checkliste erstellen, um Ihre Big Five zu entlarven und zu entrümpeln.

Wie man bei Selbstvorwürfen und Vorwürfen gegenüber anderen neben der Selbstberuhigungsübung auch die *Selbstverzeihübung* bzw. die *Verantwortung-beim-anderen-belassen-Übung* durchführen kann, ist aus den Erinnerungshilfen 3 und 4 ersichtlich.[4]

4 Verfügbar unter: carl-auer.de/zzz

2 Wissenswertes zum Schlaf

Nachdem Sie jetzt eine Technik kennengelernt haben, die Sie in der Nacht anwenden können, um wieder besser schlafen zu können, laden wir Sie ein, sich etwas eingehender für Ihren Schlaf zu interessieren. Unserer Erfahrung nach ist es hilfreich, etwas über den Schlaf zu wissen, damit Sie Ihr eigener Schlafexperte werden, eine bestmögliche Einstellung zu Ihrem Schlaf bekommen und alles dafür tun können, einen besseren Schlaf möglich zu machen.

Warum schlafen wir eigentlich? Wir verbringen ein Drittel unseres Tages im Bett, und diese Zeit nehmen wir schlafend nicht wahr. Die meisten Menschen haben die Vorstellung, dass im Schlaf nicht viel passiert. Das Einzige, was sie mit dem Schlaf verbinden, sind unter Umständen Träume, an die sie sich erinnern oder die sie von anderen erzählt bekommen. Der Schlaf ist allerdings eine hochaktive Zeit für Körper und Seele. Es ist schon ein bisschen unheimlich, dass wir gar nicht wissen, was nachts mit uns passiert. Was liegt dem zugrunde, dass wir uns nach einer gut geschlafenen Nacht wohlfühlen?

Merke: Wir brauchen unseren Schlaf dafür, dass sich der Körper erholt und die Seele abspeichert, was wir am Tag erlebt haben. Wir durchlaufen nachts verschiedene Schlafstadien, die diesem Zwecke dienen.

2.1 Die Schlafstadien

Die körperliche Erholung findet größtenteils im ersten Drittel der Nacht statt, das Abspeichern der Erlebnisse, Gefühle und Gedanken in den letzten beiden Dritteln der Nacht. Das geistige Abspeichern beansprucht also mehr Zeit als die körperliche Erholung.

Merke: Etwa alle eineinhalb Stunden wiederholt sich ein Rhythmus unseres Schlafes. Wir schlafen zuerst tief, danach träumen wir und sind dabei öfter kurz wach. Das wiederholt sich in der Nacht ca. fünfmal. Eintauchen in einen tiefen Schlaf und danach Auftauchen in den Träumen bis dahin, kurz wach zu sein. Hoch und herunter geht es in der Nacht.

Dieser Rhythmus erlaubt einerseits im tiefen Schlaf die Erholung des Körpers und andererseits in den Träumen die Verarbeitung der Eindrücke, Erlebnisse, Gedanken und Gefühle des Tages. Dabei kommt es auch immer wieder vor, dass wir wach sind – nur meistens vergessen wir es auch schon gleich wieder, dass wir wach waren, wenn das nächste Abtauchen in den Schlaf kommt.

Als die Messung von Hirnströmen noch in den Kinderschuhen steckte, beobachtete man von außen zwei unterschiedliche Zustände des Schlafenden. In bestimmten Phasen der Nacht bewegen Schlafende ihre Augen hin und her. In anderen Phasen passiert das nicht. Das führte zu der Unterscheidung des REM-Schlafes und des Non-REM-Schlafes. REM heißt »rapid-eye-movement«, aus dem Englischen übersetzt bedeutet dies: schnelle Augenbewegungen, und Non-REM-Schlaf dementsprechend: keine schnellen Augenbewegungen.

Diese Einteilung finden wir heute auch noch, sie ist nur inzwischen etwas genauer geworden. Man nennt das erste Drittel der Nacht die Tiefschlafphase und die beiden anderen Drittel die Traumphase. Innerhalb dieser Phasen gibt es ein rhythmisches Auf und Ab.

Den etwa alle eineinhalb Stunden wiederkehrenden Rhythmus sehen Sie in der folgenden Abbildung.

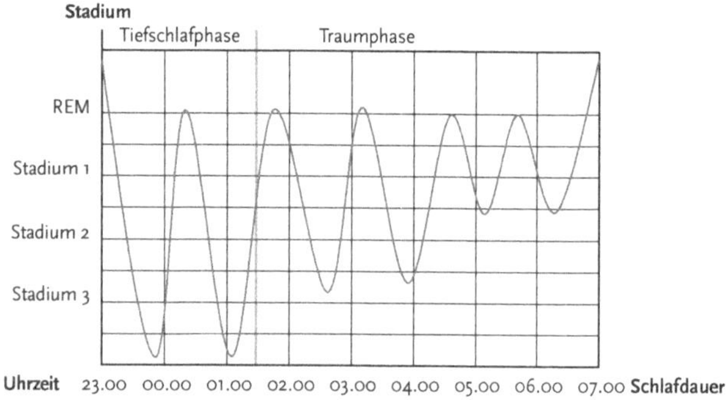

Der Schlaf teilt sich in verschiedene Stadien auf, die unterschiedlich viel Zeit einer Nacht in Anspruch nehmen:

Wachstadium (5 Prozent pro Nacht)

Stadium 1: Leichtschlaf (5 Prozent pro Nacht)
Stadium 2: stabiler Leichtschlaf (45–55 Prozent pro Nacht)
Stadium 3: Tiefschlaf (15–25 Prozent pro Nacht)
Stadium REM: Traumschlaf (REM) (20–25 Prozent pro Nacht)

Stadien 1–3 sind Non-REM-Stadien, hier finden keine Augenbewegungen statt. Die prozentualen Anteile verändern sich im Laufe des Lebens, hier sind die durchschnittlichen Werte eines 30-Jährigen genannt.

Tiefschlafphase

Wenn wir uns ins Bett legen und die Augen schließen, dann beginnt die **Leichtschlafphase (Stadium 1)**. Wir dösen vor uns her, sind sehr leicht weckbar und können sehr schnell wieder hellwach sein. Unsere Muskelspannung unterscheidet sich kaum von der im Wachzustand. Wir atmen etwas langsamer, und das Herz schlägt regelmäßig. Indem der Blutdruck und die Gehirntemperatur sinken, bereitet sich der Körper auf den tieferen Schlaf vor. Manchmal gibt es noch ein paar Muskelzuckungen. Diese Phase dauert bis zu etwa zehn Minuten; insgesamt verbringen wir ca. 5 % der Nacht im Leichtschlaf.

Merke: Wir schlafen so leicht, dass, wenn wir in dieser Phase geweckt werden, es so empfinden, als hätten wir nicht geschlafen.

Danach geht der Schlaf in den **stabilen Leichtschlaf (Stadium 2)** über. Er dauert ca. 20 Minuten. Langsam sinken Herzschlag und Körpertemperatur, auch die anderen Körperfunktionen werden herunterreguliert, sodass damit der Tiefschlaf eingeleitet wird.

Merke: Die längste Zeit der Nacht sind wir im stabilen Leichtschlaf, nämlich ca. 45–55 Prozent der Schlafdauer. Wir schlafen unter dem Strich also gar nicht so tief, wie wir oft von uns erwarten.

Der **Tiefschlaf** setzt nach ca. 30 bis 45 Minuten nach dem Einschlafen ein und macht 15 bis 25 Prozent der Nacht aus. Wir sind dann in die tiefste Tiefe des Schlafes gesunken **(Stadium 3)**. Die Muskelspannung lässt nach, es gibt keine schnellen Augenbewegungen. Werden wir in dieser Phase geweckt, erinnern wir uns meist nicht an Träume. Mit der Tiefe des Schlafes erlangt der Körper sozusagen seinen *Energiesparmodus.* Alles ist verlangsamt – die Atmung, die Herzfrequenz, der Stoffwechsel und die Hirnströme. Das Gehirn wird von äußeren Reizen, die den Schlaf stören könnten, abgeschirmt. Wir sehen und hören in dieser Phase wenig. Wir bewegen uns kaum und sorgen so für die Erholung des Körpers. Das Immunsystem kann nun besonders gut arbeiten, da es nicht durch die Aktivitäten des Tages in Anspruch genommen ist. Wachstumshormone werden ausgeschüttet.

Wenn wir krank sind, schlafen wir mehr als sonst. Der Schlaf stärkt das Immunsystem, sodass der Körper besser mit der Erkrankung fertigwerden kann. Das weiß der Volksmund schon lange und spricht: »Schlaf Dich gesund.« Daher sollten wir uns nicht dagegen wehren, wenn der Körper bei Krankheiten ein vermehrtes Schlafbedürfnis signalisiert, sondern dem Bedürfnis des Körpers nachgeben.

Merke: In der Tiefschlafphase im ersten Drittel der Nacht findet die größte Erholung der Nacht statt. Die gute Nachricht ist: Haben wir am Beginn der Nacht gut geschlafen, können wir uns schon etwas entspannen, denn damit ist zumindest für die körperliche Seite der Erholung gesorgt.

Traumphase

Die **Traumphase** beginnt ca. zweieinhalb Stunden nach dem Einschlafen. Bei vielen Menschen ist das zwischen 1:30 Uhr und 4 Uhr der Fall – je nachdem, wann sie ins Bett gegangen sind. Nach der körperlichen Erholung in der Tiefschlafphase sind nun seelische Verarbeitungsprozesse an der Reihe. Der Schlaf wird immer weniger tief, die Körperfunktionen werden allmählich wieder hochgefahren. Der Stoffwechsel springt an, die Körpertemperatur steigt, die Hirnaktivität nimmt zu. Wurden im Tiefschlaf Reize – z. B. Licht und Lärm – nicht ins Gehirn durchgelassen, so dringen sie jetzt ins Bewusstsein, sodass uns nach ca. zweieinhalb Stunden Schlaf einiges wecken kann. Und das nimmt mit der Länge der Nacht so lange zu, bis wir wach werden.

Merke: Es ist völlig »normal«, nachts ab ca. 1:30 bis 4 Uhr wach zu werden – da das Gehirn jetzt wieder mehr von dem wahrnimmt, was um uns herum passiert, und wir alle eineinhalb Stunden kurze Wachphasen haben.

Das Gehirn ist nun aktiv. Diese Phase wird als »Traumphase« benannt, da wir ca. alle eineinhalb Stunden träumen. Das kann man von außen an den schnellen Augenbewegungen (REM) des Schlafenden sehen. Wenn wir jetzt geweckt werden, können wir in der Regel erzählen, was wir geträumt haben.

In dieser Phase finden Vorgänge des Abspeicherns in das Langzeitgedächtnis statt. Haben wir am Tag zuvor etwas gelernt, wird es nun so abgespeichert, dass wir später darauf zurückgreifen können. So sorgen wir mit dem Schlaf in den beiden letzten Dritteln der Nacht für eine gute langfristige Gedächtnisleistung.

Wir träumen unterschiedlich lang, tauchen dann in einen stabilen Leichtschlaf und in weniger tiefe Tiefschlafphasen ein, um danach wieder zu träumen. Das geschieht fünf- bis sechsmal in der Nacht. So kann es sein, dass wir in einer Nacht über die verschiedenen Traumphasen hinweg Fortsetzungsträume haben. Die Zeit, die wir mit Träumen verbringen, beträgt ungefähr 20–25 Prozent. Zum Ende der Nacht nimmt die Zeit, in der wir träumen, deutlich zu. Werden wir mitten im Träumen geweckt, dann wissen wir noch viel vom Traum und brauchen vielleicht etwas Zeit wahrzunehmen, wo wir sind und dass wir gerade geträumt haben.

Interessant ist: Während des Träumens sind unsere Muskeln gelähmt. Als einzige Muskeln bewegen sich die Augenmuskeln. Die anderen Muskeln sind schlaff. Das hat die Aufgabe, dass wir im Schlaf nicht anfangen, so zu handeln, wie wir träumen. Würden wir das tun, gäbe es eine akute Verletzungsgefahr für uns oder unseren Partner im Bett, da wir das Handeln ja nicht bewusst steuern können. Hier hat der Körper einen wunderbaren Schutzmechanismus. Leider führt das unter Umständen auch dazu, dass wir uns im Traum wie gelähmt fühlen und oft träumen, dass wir nicht handeln können.

Wachsein

Jeder Mensch ist nachts wach. Ein Schlafsuchender hat häufig die Vorstellung, dass alle anderen schlafen, nur er selbst nicht. Das ist aber nicht der Fall. Es gehört zum Schlafen dazu. Das betrifft ca. 5 Prozent der Schlafzeit in der Nacht. Je älter man wird, desto höher ist der Anteil am Wachsein.

Im Schlaflabor kann man schlafende Menschen beobachten. Dort kann man feststellen, wie oft jemand wach wird. Dies geschieht bis zu **28-mal in der Nacht**. Tatsächlich denken die meisten Menschen ohne Schlafprobleme, dass sie durchgeschlafen haben, obwohl sie zwischendrin tatsächlich wach waren. Das liegt daran, dass wir es sofort wieder vergessen, wenn wir weniger als drei Minuten wach lagen. An längeres Wachsein erinnern wir uns insofern, als wir vielleicht wissen: »Ach ja, da bin ich mal auf Toilette gegangen oder habe kurz nicht weitergeschlafen.« Die meisten machen sich aber gar keine Gedanken darüber, ob sie wach waren.

Schlafsuchende haben leider in der Regel oft eine lange Geschichte von Nächten, in denen sie nicht gut bis sehr schlecht geschlafen haben. Für Schlafsuchende ist es anders, wach zu werden. Häufig nehmen sie es sofort wahr, dass sie wach sind. Das Wahrnehmen, wach zu sein, löst sofort ungute Erinnerungen an frühere Nächte aus und dadurch kommt sofort eine negative Stimmung auf.

Merke: Die Chance, es zu vergessen, wach gewesen zu sein, haben Schlafsuchende viel weniger als andere. Sie sind sozusagen schon in Habachtstellung, ob es wieder so eine Nacht wird, die sich schlimm anfühlt, und machen sich zu oft Gedanken darüber, wie sie den nächsten Tag bewältigen sollen, wenn diese Nacht wieder so eine schlaflose Nacht wird.

Diese Gedanken führen dazu, dass sie sich zu intensiv mit dem Nicht-schlafen-Können beschäftigen. Es ist so, als ob sie einen Scheinwerfer auf eine bestimmte Stelle richten: Dort wird alles besonders ausgeleuchtet und deutlich sichtbar – an Schlaf ist dann nicht mehr zu denken. Ein negativer Kreislauf setzt ein, und das, was man sich am meisten wünscht – nämlich, schlafen zu können, wird gerade dadurch verhindert.

Interessant ist: Forscher haben bei Naturvölkern, die im Freien schlafen, Kameras aufgestellt und gefilmt, wie die Menschen unter freiem Himmel schlafen. Oft liegen diese Menschen als Gruppe um ein Feuer herum. Kurz nach dem Einschlafen wacht dann der Erste wieder auf, sieht nach dem Feuer, schaut sich um, ob alles in Ordnung ist, geht in den Busch zum Wasserlassen, legt sich wieder hin und schläft ein. Kurze Zeit später wacht ein anderer auf, stochert im Feuer, sieht nach, ob alles in Ordnung ist, geht in den Busch und schläft dann wieder ein. Das geht so reihum. Jeder wird immer wieder einmal wach und kontrolliert, dass es der Gruppe gut geht und die äußeren Bedingungen in Ordnung sind – und schläft wieder ein.

Das Wachwerden ist daher ein Schutzmechanismus, den wir noch aus der Zeit haben, als wir Menschen weniger geschützt gelebt haben. Diesen Schutzmechanismus brauchen wir auch heute noch. Mütter von Säuglingen wachen bei den geringsten Lauten ihres Kindes auf oder schauen von sich aus, ob mit dem Kind noch alles in Ordnung ist.

Merke: Bei Schlafsuchenden hat sich dieser Schutzmechanismus leider ins Gegenteil gewendet. Manchmal hilft es schon, die Einstellung zum Wachwerden zu verändern. Man könnte sich sagen: »Jeder wacht auf«, »Aufwachen ist in Ordnung«, »Andere sind auch mal wach« – das hilft schon. Wenn man das Aufwachen nicht mehr gleich als Problem sieht, kann man sich sogar im Bett umdrehen und sich sagen: »Der Wecker hat noch nicht geklingelt, wunderbar, dann kann ich also noch eine Zeit lang schlafen«. Humor kann auch hilfreich sein, indem man sich vorstellt, dass man wie im Busch nach dem Feuer und seinen Lieben guckt und sich sagt: »Ich bin wach, also kontrolliere ich mal die Feuerstelle«.

2.2 (Alb-)Träume

Träume gehören zum Schlaf und sind Bestandteil jeder Nacht. Selbst Menschen, die sagen, sie hätten traumlos durchgeschlafen, haben geträumt und waren immer mal wieder kurz wach. Es gibt Menschen, die sich gut an ihre Träume erinnern können, andere können es nicht. Man kann das Erinnern trainieren, indem man beim Aufwachen immer sofort aufschreibt, was man geträumt hat.

Albträume treten meist während des REM-Schlafes (siehe Kap. 2.1, S. 57) in den letzten beiden Dritteln der Nacht auf. Je mehr es in Richtung Aufwachen geht, desto länger sind die Traumphasen. Daher dauern Albträume von wenigen Minuten bis zu einer Stunde – je nachdem, zu welcher Zeit in der Nacht man den Albtraum hat.

Merke: Wacht man während eines Albtraums auf, ist man relativ schnell orientiert, aber die Unterscheidung, was Realität und was Albtraum ist, ist oft verwischt. Albträume bringen intensive, in der Regel negative Gefühle hervor – z. B. Angst, Ärger, Ekel, Verzweiflung, Trauer und ganz oft Ohnmacht. Damit verbunden sind auch sehr starke Körperreaktionen, die man beim Erwachen spürt – z. B. starkes Herzklopfen, Schweißausbrüche oder eine große körperliche Erregung. Oft hallt der Traum gefühlsmäßig noch bis in den Tag nach. Manchmal fühlt es sich an, als wäre er Wirklichkeit gewesen.

Meist kann man sich direkt nach dem Aufwachen noch ganz genau an den Inhalt des Albtraums erinnern. Der Inhalt von Albträumen ist oft eine Bedrohung des eigenen Lebens oder nahestehender Menschen. Es kommt oft zu Verfolgung und der Androhung oder Ausübung von körperlicher Gewalt. Die Bedrohung kann von Menschen, Tieren, Monstern oder auch von unbelebten Gegenständen ausgehen.

Interessant ist: Im Albtraum fühlt man sich fast immer wie gelähmt. Man kann die Situation nicht ändern, kommt nicht von der Stelle oder kann mit dem, was man tut, nichts bewirken. Man fühlt sich hilflos und gelähmt, der Situation ausgeliefert. Dieses Gefühl kann unter Umständen daher rühren, dass unsere Muskulatur während des Träumens gelähmt ist. Im Abschnitt 2.1.2 (S. 61) ist dies als Schutzmechanismus beschrieben. Bei Albträumen kann es vielleicht im halbbewussten Wahrnehmen dieser Lähmung dazu kommen, dass wir uns so besonders schlecht fühlen, da die Lähmung der Muskulatur ein tatsächliches Reagieren in einer bedrohlich geträumten Situation unmöglich macht.

Etwa 5 Prozent der Erwachsenen leiden unter Albträumen. Im Kindesalter sind sie sehr viel häufiger – am häufigsten bei Kindern im Alter von sechs bis zehn Jahren. Bei diesen Kindern sind Albträume so verbreitet, dass man sie nicht als krankhaft ansieht, sondern sie scheinen in dieser Entwicklungsphase einfach dazuzugehören.

Albträume treten oft in Zusammenhang mit anderen Erkrankungen wie Depressionen, Stressbelastungen, Angststörungen, posttraumatischen Belastungsstörungen, Suchterkrankungen oder Schizophrenie auf. Behandelt man die Albträume nicht, sondern »nur« die anderen Erkrankungen, können die Albträume bestehen bleiben, auch wenn die anderen Krankheiten sich bessern oder geheilt sind. Daher ist es sinnvoll, die Albträume gezielt zu behandeln.

Da man bei Albträumen unter starken negativen Gefühlen leidet und das Klopfen gerade bei solchen sehr belastenden Gefühlen hilft, bietet sich das Klopfen bei Albträumen natürlich besonders an.

Merke: Für das Gehirn ist es enorm schwierig, ein negativ belastendes Gefühl aufrechtzuerhalten, während man klopft. Die Verarbeitungsmöglichkeit des Gefühlshirns wird durch das Klopfen überfordert, und das Gefühlshirn lässt die belastenden Gefühle los. Sollte dies nicht gut funktionieren, kann man schauen, ob nicht ein oder mehrere Big-Five-Lösungsblockaden vorliegen (S. 51), und diese durch die Selbstberuhigungsübung behandeln.

Das Klopfen kann bei den unterschiedlichen Folgen der Albträume helfen. In der folgenden Abbildung kann man an jedem Punkt ansetzen und mit den Albträumen arbeiten.

Wirkung von Albträumen auf das Befinden

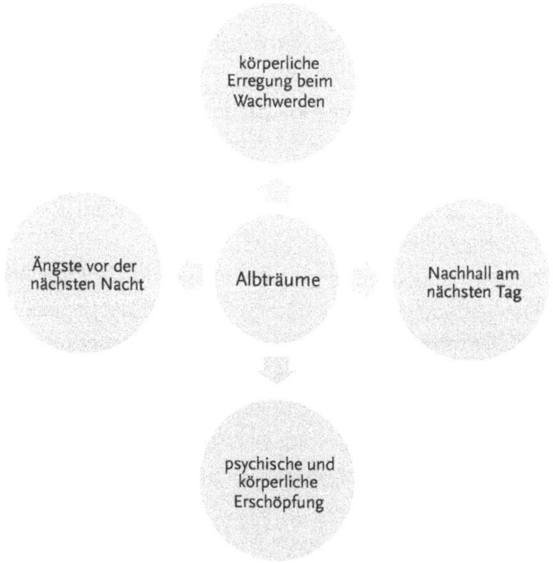

Merke: Da bei Albträumen heftige körperliche und gefühlsmäßige Reaktionen auftreten, kann man diese mit dem Klopfen genau an den unterschiedlichen Stellen des Geschehens behandeln. Beginnen kann man beim Wachwerden, während man die starken körperlichen und psychischen Reaktionen spürt. Diese kann man mit Überkreuzübung, Selbstberuhigung und Klopfen aufgreifen und so bearbeiten, dass man sich gleich ruhiger fühlt. Bleibt ein Nachhall am Tag, kann man diesen mit der Selbstberuhigungsübung und dem Klopfen bearbeiten. Auch die durch das unausgeschlafene Gefühl hervorgerufene psychische und körperliche Erschöpfung lässt sich auf diese Art behandeln, ebenso wie die Ängste vor der nächsten Nacht.

Anleitung zur Behandlung der Albträume in der Nacht

- **Schreiben Sie den Albtraum eventuell auf,** ohne Licht zu machen.
- Richten Sie ihre **Aufmerksamkeit auf die Erregung Ihres Körpers und die Gefühle,** die durch den Albtraum entstanden sind.
- Spüren Sie **im Körper,** wo Sie diese **wahrnehmen.**
- **Überkreuzübung**
- **Selbstberuhigungsübung** – greifen Sie dabei diese Gefühle und Gedanken auf und nehmen Sie sich selbst damit an.
- **Klopfen: Denken Sie an die Erregung im Körper und die Gefühle des Albtraums, spüren Sie im Körper, wo es sich unangenehm anfühlt** und **klopfen** Sie die 16 Punkte.
- **Zwischenentspannung:** Klopfen Sie den Handrückenpunkt – dabei Augenbewegungen machen, summen, zählen, summen.
- **Nehmen Sie Ihre Lieblingsschlafposition ein** und lassen Sie das Übrige geschehen.

Sollten Sie nicht bald eingeschlafen sein:

- **Wiederholen Sie die Selbstberuhigungsübung** mit Gedanken wie z. B.: »Auch wenn ich immer noch mit dem Albtraum beschäftigt bin und nicht einschlafen kann, achte und schätze ich mich selbst so, wie ich bin«.
- **Wiederholen Sie das Klopfen** mit z. B. den Gedanken: »Meine Reaktion auf den Albtraum und mein Problem, noch nicht wieder einzuschlafen …«
- **Zwischenentspannung**
- Nehmen Sie Ihre **Lieblingsschlafposition** ein.
- Wiederholen Sie diese Schritte eventuell erneut.

Anleitung zur Nachbehandlung der Albträume am Tag

- Stellen Sie fest, was **Sie belastet,** schreiben Sie eventuell auf. Zum Beispiel: »Nachklingen des Albtraums, Erschöpfung nach der geringeren Erholung der Nacht, Ängste vor der nächsten Nacht, Ärger über den Albtraum«.
- Richten Sie **ihre Aufmerksamkeit** auf die unangenehmen Gefühle und Gedanken.
- Spüren Sie **im Körper,** wo Sie diese **wahrnehmen.**
- **Schätzen** Sie nach jeder Übung am Tag **ein, wie stark** zwischen 0 bis 10 Sie die unangenehmen Gedanken und Gefühle **noch spüren** können. Sobald Sie einen Wert von 3 oder kleiner haben, können Sie die Übungen mit der Abschlussübung beenden.
- **Überkreuzübung**
- **Selbstberuhigungsübung:** Greifen sie die Gefühle und Gedanken auf und nehmen Sie sich selbst damit an. Zum Beispiel: »Auch wenn der Albtraum noch in mir nachklingt ... liebe und akzeptiere ich mich selbst so, wie ich bin« etc.
- **Klopfen: an die unangenehmen Gefühle denken, im Körper spüren, wo es sich unangenehm anfühlt** und die 16 Punkte **klopfen**. Zum Beispiel: »Das Nachklingen des Albtraumes in mir ... das Nachklingen des Albtraumes in mir ...«
- **Zwischenentspannung:** Klopfen sie den Handrückenpunkt – dabei Augenbewegungen machen, summen, zählen, summen.
- Sollten die Gefühle noch **stärker als 3** sein, **wiederholen Sie die Übungen** ab der Selbstberuhigungs- oder der Überkreuzübung.
- **Wiederholen Sie die Selbstberuhigungsübung** z. B. mit: »Auch wenn immer noch etwas in mir nachklingt ... achte und schätze ich mich selbst so, wie ich bin.«

- **Wiederholen Sie das Klopfen** mit Gedanken wie »mein Restnachklingen …« und klopfen Sie die 16 Punkte oder eventuell nur noch ihre Lieblingspunkte, an denen viel passiert.
- **Zwischenentspannung**
- **Abschlussentspannung** wenn der Wert 3 oder kleiner ist.

Auch diese Anleitung können Sie als Erinnerungshilfe 5 herunterladen.[5]

Am Tag können Sie die unterschiedlichen Gefühle, die mit dem Erleben des Albtraums in Zusammenhang stehen, nacheinander bearbeiten oder Sie versuchen, alles zusammenzufassen und gleichzeitig zu bearbeiten. Sie sollten ausprobieren, was sich bei Ihnen als wirksam herausstellt. Vielleicht reicht schon die Beruhigung in der Nacht direkt nach dem Albtraum, vielleicht brauchen Sie aber auch etwas mehr Zeit, wenn Sie unter Umständen schon lange mit solchen Albträumen leben. Diese Albträume sind starke innere Bilder, welche sich durch die damit verbundene körperliche Erregung intensiv ins Gedächtnis eingeprägt haben. Manchmal braucht es Geduld, etwas zu verändern.

5 Verfügbar unter: carl-auer.de/zzz

2.3 Schlaf im Laufe des Lebens

Wir alle wissen, dass Säuglinge sehr viel länger schlafen als Erwachsene. Daran kann man schon sehr schnell sehen, dass die Menge und das Bedürfnis nach Schlaf je nach Lebensalter unterschiedlich sind.

Säuglinge schlafen ca. 16 Stunden über den ganzen Tag verteilt. Sie haben noch keinen ausgeprägten Tag-Nacht-Rhythmus und wachen (sehr zum Leidwesen der Eltern) pro Tag oder Nacht drei- bis viermal auf. Je älter die Kinder werden, desto weniger schlafen sie. Zunehmend schlafen sie dann mehr in der Nacht. Die meisten **Kinder** schlafen ab drei Jahren hauptsächlich nachts. Einen Mittagsschlaf machen die meisten noch bis zum Alter von etwa fünf Jahren. Kinder brauchen deutlich mehr Schlaf als Erwachsene.

Kinder haben öfter Ein- und Durchschlafstörungen und leiden unter Albträumen und Schlafwandeln. Ihr Anteil an Träumen ist deutlich höher als bei Erwachsenen, insofern gelten Albträume in diesem Alter als »normal«.

Jugendliche brauchen auch noch mehr Schlaf als Erwachsene. Sie träumen mehr als Erwachsene, bei Ihnen beträgt der Anteil an Traumschlaf noch ungefähr ein Viertel der Nacht, und sie verbringen ein Fünftel im Tiefschlaf. Insgesamt brauchen sie täglich bis zu neun Stunden Schlaf.

Jugendliche sind sie fast alle »*Nachteulen*«. Sie finden nicht ins Bett, was nicht daran liegt, dass sie nicht wollen oder zu viel mit anderen Dingen beschäftigt sind. Es liegt daran, dass bei Jugendlichen das Schlafhormon Melatonin erst zwei Stunden später ausgeschüttet wird und sie deshalb vorher noch nicht müde sind. Sie können also nicht einschlafen, gehen daher später ins Bett, brauchen aber gleichzeitig mehr Schlaf und müssen z. T. früher in die Schule als Erwachsene zur Arbeit. Das ist eine Alltagssituation, die sich vollständig gegen die Bedürfnisse der Jugendlichen stellt.

Bei unseren heutigen Lebensgewohnheiten führt das dazu, dass Jugendliche meist einen chronischen Schlafmangel haben. Der Ärger in Familien ist vorprogrammiert, da die Eltern meist nichts darüber wissen, dass das Schlafverhalten der Jugendlichen entwicklungsbedingt anders ist. So entstehen Missverständnisse, und die Jugendlichen werden als unvernünftig und aufsässig erlebt, was einen erheblichen Konfliktstoff in Familien mit Pubertierenden liefert.

Merke: Wichtig ist zu wissen, dass es bei Jugendlichen darum geht, dass sie nicht früher schlafen *können,* da bei ihnen erst zwei Stunden später das Schlafhormon Melatonin ausgeschüttet wird. Es geht nicht darum, dass sie nicht schlafen *wollen.* Das Problem sind also nicht die Jugendlichen, sondern die Schulen und Institutionen, die viel zu früh am Morgen beginnen.

Erwachsene mittleren Alters brauchen ungefähr sieben Stunden Schlaf. Es gibt Menschen, die brauchen zehn Stunden, andere nur sechs Stunden. Aber die allermeisten Erwachsenen brauchen ungefähr sieben Stunden, um sich erholt und ausgeruht zu fühlen.

Schläft man deutlich kürzer, als man eigentlich bräuchte, kann man das für einige Tage noch mit einem längeren Schlaf am Wochenende ausgleichen. Geht das aber über Wochen und Monate, wie es oft bei Schlafsuchenden der Fall ist, gerät der Körper in einen Mangelzustand und man verspürt eine seelische Gereiztheit. Das führt zu körperlicher und seelischer Erschöpfung. Das kann Folgeerkrankungen nach sich ziehen – wie Depressionen, Ängste, Allergien und anderen körperliche Erkrankungen. Daher ist es besonders wichtig, bei Schlafstörungen etwas für sich zu tun und sie nicht einfach hinzunehmen.

Leider haben viele Schlafsuchende resigniert, da sie schon vieles ausprobiert haben. Sie erzählen es oft noch nicht einmal mehr ihrem Arzt, da sie nicht damit rechnen, Hilfe zu bekommen. Schließlich verschreiben Ärzte häufig Schlafmedikamente, die die Schlafsuchenden aber oft nicht wollen, da viele der Schlafmedikamente bei dauerhafter Einnahme zur Abhängigkeit führen. Eine Ausnahme sind Antidepressiva, welche nicht zu körperlicher Abhängigkeit führen, dafür aber andere teils gravierende und gefährliche Nebenwirkungen haben. Zudem weiß man von Antidepressiva überhaupt noch nicht genau, ob, wie und wo sie wirken. Studien des renommierten Forschers Irving Kirsch[6] haben ergeben, dass Antidepressiva bei keinerlei Depressionen wirksamer sind als Placebos, aber ein erhebliches Risikopotenzial haben.

---

6 Kirsch, I. (2011): Emperor's new drugs: Exploding the Antidepressant Myth. New York (Basic Books).

Schläft man deutlich viel länger, als der Körper eigentlich braucht, kann auch das zu Erschöpfung und Antriebsschwäche führen. Lustlosigkeit und »Lahmheit« können die Folge sein.

Die Aufgabe eines jeden Menschen ist es daher, für sich selbst zu ermitteln, wie viel Schlaf sein Körper braucht. Ein Anhaltspunkt kann sein, wie viel Schlaf man vor der Entwicklung der Schlafstörung brauchte, um sich gut zu fühlen.

Merke: Die meisten Erwachsenen brauchen ungefähr sieben Stunden Schlaf. Zu wenig Schlaf führt zu körperlicher und seelischer Erschöpfung, was weitere Krankheiten zur Folge haben kann. Es lohnt sich, die Schlafstörung nicht hinzunehmen, sondern dranzubleiben, und etwas zu verändern, sodass ein erholsamer Schlaf wieder möglich wird.

Unser Schlaf verändert sich beim Älterwerden. Der Anteil an Tiefschlaf verringert sich im Laufe des Lebens. Ab etwa 50 Jahren verbringen wir nur noch ungefähr fünf Prozent des Schlafes im Tiefschlaf. Die Ausbeute des Schlafes verändert sich ebenfalls bei vielen Menschen. Wir liegen länger im Bett, schlafen weniger und sind leichter erweckbar. Oft dauert es inzwischen länger, bis wir einschlafen können, wir wachen öfter auf und machen auch tagsüber mal ein kleines Schläfchen.

Bei Männern nimmt die Dauer der Tiefschlafphasen früher ab als bei Frauen. Männer wachen auch eher nachts öfter einmal auf. Insgesamt ist der Schlaf im mittleren Erwachsenenalter sehr stark durch äußere Bedingungen geprägt.

Ältere Menschen brauchen weniger Schlaf. Ab dem Alter von ungefähr sechzig Jahren braucht der Mensch ungefähr *eine Stunde weniger Schlaf.* Das gilt nicht für alle, aber doch viele ältere Erwachsene. In diese Lebensphase fallen viele Veränderungen. Bei einigen haben sich die Anforderungen in der Familie verringert, da die Kinder aus dem Haus sind. Viele bereiten sich auf den Ausstieg aus dem Berufsleben vor. Während der beruflich hochaktiven Zeit wünschen sich viele, mehr Schlaf zu bekommen, und freuen sich darauf, im Ruhestand dann endlich mehr schlafen zu können.

Paradox erscheint ihnen nun, dass sie jetzt nicht von den äußeren Bedingungen am Schlafen gehindert werden, sondern aus sich selbst heraus. Sie erleben es als störend, dass sie früher aufwachen und nicht mehr schlafen können. Der Ärger darüber lässt sie unglücklich werden. Das frühere Erwachen wird nicht selten als Schlafstörung fehlinterpretiert.

Hilfreich ist es, sich bewusst zu machen, dass man in diesem Lebensalter weniger Schlaf benötigt. Außerdem setzt etwas ein, was schon bei den jüngeren Kindern der Fall war. Die älteren Erwachsenen schlafen zu unterschiedlichen Zeiten am Tag. Manchmal schlafen sie beim Lesen oder Fernsehen ein oder halten einen Mittagsschlaf. Dann brauchen sie nachts noch weniger Schlaf, da die Menge des benötigten Schlafes über 24 Stunden gerechnet wird.

Merke: Bei älteren Menschen liegt häufig keine Schlafstörung vor, sondern es besteht ein geringeres Schlafbedürfnis. Die Fehlinterpretation als Schlafstörung kommt daher, dass wir in Bezug auf die benötigte Schlafdauer den Maßstab des mittleren Erwachsenenalters verinnerlicht haben. Notwendig sind ein Umdenken und die Wahrnehmung, wie viel Schlaf tatsächlich benötigt wird. In diesem Alter hat ein Veränderungsprozess eingesetzt. Häufig kommt es zu einem veränderten Schlafmuster: Man schläft ab und zu auch am Tag und braucht dadurch in der Nacht noch weniger Schlaf.

Sehr alte Menschen (um die neunzig Jahre) brauchen dann wieder viel mehr Schlaf. Sie schlafen häufig einfach mal ein, halten Mittagsschlaf und brauchen auch nachts mehr Schlaf. Das Schlafmuster gleicht sich wieder dem Beginn des Lebens an, in dem die Kinder mehr Zeit schlafend als wach verbracht haben. Das heißt, am Ende des Lebens wird der Schlaf durch häufiges Schlafen den ganzen Tag über geprägt. Das Verhältnis von Wachsein zu Schlafen kehrt sich um, sehr alte Menschen verbringen wieder mehr Zeit im Schlaf. Das ist auch in Ordnung so, da der Körper mehr Erholung braucht und erschöpfter ist.

Merke: Im Laufe des Lebens ändert sich unser Schlafverhalten sehr. Bei einem Kind ist der Schlaf anders als bei einem Jugendlichen oder Erwachsenen. Wie viel Anteil an Traumschlaf oder Tiefschlaf wir brauchen, hängt von unserem Lebensalter ab. Es ist klug, bei Schlafveränderungen nachzuspüren, ob es sich gerade um eine Entwicklung handelt, die mit unserem Lebensalter zusammenhängt. Oft wollen wir gern an Vertrautem festhalten und nehmen nicht wahr, dass wir nicht nur in der Kindheit Reifungsprozessen unterliegen. Im Falle des Schlafes wandelt er sich das ganze Leben lang. Unsere Aufgabe ist es, sich dem anzupassen und nicht dagegen anzukämpfen.

2.4 Schlafhygiene

Wie man sich vor dem Zubettgehen verhält, hat großen Einfluss darauf, wie die Nachtruhe ausfällt. Es gibt Menschen, die sich ins Bett legen, gleich einschlafen und auch im weiteren Verlauf der Nacht problemlos weiterschlafen. Für diese spielt es vielleicht keine Rolle, was sie vor dem Schlafen machen. Vielleicht verhalten sie sich aber auch schon auf eine Art, die den Schlaf erleichtert. Wie auch immer: Schlafsuchende Menschen tun gut daran, ihr Verhalten am Tag und vor dem Zubettgehen so zu gestalten, dass die Wahrscheinlichkeit steigt, dass sie gut schlafen können. An dieser Stelle haben sie einen großen Einfluss darauf, wie der Schlaf gelingt.

Das eigene Verhalten, das zu einem guten Schlaf beitragen kann, nennt man Schlafhygiene. Dabei sind die Menschen unterschiedlich. Was dem einen Schwierigkeiten bereitet, ist für den anderen vielleicht ganz unproblematisch. Es ist die Aufgabe jedes Schlafsuchenden, bei sich selbst danach zu forschen, ob sich Verhaltensweisen eingespielt haben, welche, ohne dass es dem Schlafsuchenden bewusst ist – vielleicht gerade den Schlaf verhindern. Das können die Tasse Kaffee am Nachmittag, die Zigarette vor dem Schlafengehen oder die Gestaltung des Abends sein.

Oft sind es die lieb gewordenen Gewohnheiten, die man gar nicht mehr hinterfragt, die den Schlaf stören. Will man etwas ändern, dann empfiehlt es sich, immer nur eine Sache auszuprobieren und zu verändern, um festzustellen, ob diese Veränderung sich wohltuend auf den Schlaf auswirkt. Gelingt das Schlafen mit der Veränderung besser, dann ist die Motivation, diese Veränderung beizubehalten, meist groß. Denn der Gewinn, besser zu schlafen, tut so gut, dass es diese Mühe wert ist.

Wir werden im Folgenden die verschiedenen Bereiche der Schlafhygiene ansprechen, die bei Schlafsuchenden ein Problem darstellen können. Im online verfügbaren Zusatzmaterial[7] finden Sie einen *Fragebogen*. Wenn Sie ihn ausdrucken und Ihre eigenen Punkte eintragen, können Sie überprüfen, ob sie einen Einfluss auf den Schlaf haben.

Regelmäßigkeit

Schlafsuchende sollten überprüfen, ob mehr Regelmäßigkeit in ihrem Leben zu einem besseren Schlaf führt. Eine Harmonie der körperlichen Prozesse erleichtert das Einschlafen sehr. Stehen wir morgens regelmäßig zur gleichen Zeit auf, so sind wir abends auch eher wieder müde. Wechselt hier der Rhythmus stark, so kann das zu Einschlafstörungen führen. Wer ein Problem mit dem Einschlafen hat, sollte also überprüfen, ob er z. B. am Wochenende zu einer ganz anderen Zeit aufsteht.

Das Aufstehen morgens bildet den **»Ankerpunkt«**, von dem aus sich ergibt, wann man wieder müde wird. Je länger wir wach waren, desto eher ist es wahrscheinlich, dass wir müde werden, und desto mehr Tiefschlaf bekommen wir. Haben wir dabei noch morgens viel

7 Verfügbar unter: carl-auer.de/zzz

Licht aufgetankt, wird abends mehr vom Schlafhormon Melatonin ausgeschüttet – auch dadurch schlafen wir besser. Der Schlaf-wach-Rhythmus wird also durch die Menge an Licht am Tag positiv beeinflusst. Nachts sollten Sie Licht allerdings meiden, denn das stört die Ausschüttung des Schlafhormons, welches auch »Dunkelhormon« genannt wird, da es erst im Dunklen ausgeschüttet wird.

Merke: Haben Sie am Sonntag z. B. lang geschlafen, werden Sie abends nicht so früh müde sein, wie dies in der Woche der Fall ist. Sie brauchen also am Sonntag auch erst später ins Bett zu gehen, auch wenn die Nacht dann kürzer ist. Denn wer ins Bett geht, ohne müde zu sein, provoziert eine Einschlafstörung. Wollen Sie das vermeiden, dann stehen Sie am Wochenende einfach ähnlich früh auf wie in der Woche. Oder zählen Sie die Stunden am Sonntagmorgen zu der Sonntagnacht dazu.

Ebenso helfen **regelmäßige Essenszeiten**, uns in Harmonie mit einem Rhythmus zu bringen, der den Schlaf eher möglich macht. Der Stoffwechsel stellt sich auf die Zeiten des Essens ein und wird auch zu einem Taktgeber für das Müdewerden am Abend. Essen wir direkt vor dem Schlafengehen, dann ist der Körper noch mit der Verdauung beschäftigt, anstatt sich erholen zu können. Daher ist es abends günstig, nicht zu viel zu essen. Es sollten ein paar Stunden zwischen Abendessen und Schlafengehen liegen, sodass die bestmögliche Erholung des Körpers in der Tiefschlafphase einsetzen kann.

Zum Schlaf-wach-Rhythmus gehört ebenfalls, dass wir am besten nur nachts schlafen sollten. Schlafen wir am Tag, dann vermindert das den Schlafdruck in der Nacht. Sind Sie aber doch so müde, dass Sie Schlaf brauchen, machen Sie mittags einen **Kurzschlaf**. Das sollten nicht mehr als 20–30 Minuten am Mittag sein und möglichst nicht nach 15:00 Uhr – nicht später, damit wieder ein Schlafdruck entstehen kann, und nicht länger, damit der Kreislauf gar nicht erst absackt. Denn sonst sind sie nach dem Schlafen eventuell immer noch müde.

Viele Schlafsuchende schlafen erschöpft vor dem **Fernseher** ein. Den ganzen Tag haben sie durchgehalten und können sich dann nicht mehr wachhalten, wenn sie nichtstuend vor dem Fernseher sitzen. Dieser kurze Schlaf kann aber nun gerade dazu führen, dass sie, wenn sie sich hinlegen, nicht mehr einschlafen können, da auch hier durch den kurzen Schlaf der Schlafdruck fehlt. Auch so kann eine Einschlafstörung entstehen.

Ins Bett gehen sollten Sie nur, wenn Sie **müde** sind. Auch hier haben wir einen Rhythmus, welchen wir nicht einfach umgehen können. Wir werden am Abend alle eineinhalb Stunden für zwanzig bis dreißig Minuten lang müde. Danach sind wir wieder wacher. Wer kennt das nicht, dass er müde war, es überging und dann nicht einschlafen konnte! Gehen Sie ins Bett, wenn Sie müde sind, dann segeln sie sozusagen auf diesem Ticket leichter in den Schlaf hinein.

Es ist auch sehr wichtig zu wissen, dass die Zeit, die wir zum Schlafen brauchen, über 24 Stunden gerechnet ist. Der Erwachsene mittleren Alters braucht wie erwähnt im Durchschnitt etwas mehr als sieben Stunden Schlaf. Schläft man tagsüber, verkürzt sich die Zeit nachts, die man zum Schlafen braucht. Wacht man also dann schon sehr früh auf, hat aber in den letzten 24 Stunden ungefähr sieben Stunden geschlafen, dann reicht es eventuell, und dann handelt es sich nicht um eine Schlafstörung, sondern um einen Schlaf in Etappen.

Merke: Wer schlafsuchend ist, sollte versuchen Regelmäßigkeit in seinen Tagesablauf und seinen Schlaf zu bringen. Das Aufstehen am Morgen bildet den »Ankerpunkt«, von dem aus sich das Schlafbedürfnis entwickelt. Regelmäßiges Essen und Tageslicht am Morgen verhelfen zu einem guten Schlaf. Schlaf am Tag vermindert die benötigte Menge an Schlaf in der Nacht und verringert den Schlafdruck, einschlafen zu können. Nur wer müde ist, sollte schlafen gehen – und zwar bald, nachdem er die Müdigkeit verspürt.

Muntermacher: Unerkannte Schlafdiebe

Im Laufe des Lebens bilden wir Verhaltensweisen aus, die uns lieb geworden sind. Wir hinterfragen sie nicht. Manche dieser Verhaltensweisen können sich so auswirken, dass sie den Schlaf stören. Es lohnt sich, die eigenen Verhaltensweisen zu überprüfen und zu überlegen, ob diese vielleicht die Schlafstörung aufrechterhalten und uns wach und munter halten. Je leichter unser Schlaf störbar ist, desto eher kommen diese Schlafdiebe eventuell zum Zuge. Auch hier lohnt es sich wieder auszuprobieren, ob etwas davon den eigenen Schlaf beeinträchtigt.

Kaffee, Tee und dunkle Schokolade sind hervorragende Muntermacher. Wer nicht schlafen kann, nutzt oft **Kaffee**, um sich bei der oft folgenden Tagesmüdigkeit wachzuhalten. Dabei ist den meisten nicht bekannt, wie lange der Kaffee noch nachwirkt. Er wirkt ohnehin erst ungefähr eine halbe Stunde, nachdem er getrunken wurde. Dann wirkt er je nach Konstitution des Menschen bis zu *zehn Stunden nach*. Den meisten Menschen ist diese lange Nachwirkung aber nicht bewusst, bzw. sie spüren sie nicht. So kommt es, dass man im Laufe des Tages immer wieder zur Kaffeetasse greift, wenn man sich energielos fühlt. Trinkt man allerdings noch am Nachmittag oder am Abend Kaffee, dann kann das dazu führen, dass man müde ins Bett geht und dann hellwach daliegt, ohne einschlafen zu können. Bei manchen führt es auch dazu, dass sie mitten in der Tiefschlafphase aufwachen und dann nicht mehr einschlafen können. Schlafsuchende beschreiben dies so, als würde ein Knopf gedrückt, der sie nicht mehr schlafen lasse. Auch im **schwarzen wie grünen Tee** ist Koffein, das munter macht. Im grünen Tee wirkt das Koffein viel langsamer – erst nach ungefähr drei Stunden, hält dafür aber länger an als im Kaffee!

Viele wissen nicht, dass in **Schokolade und Kakao** auch ein koffeinähnlicher Stoff enthalten ist. Dieser Stoff bleibt ähnlich lang im Blut wie beim grünen Tee. Gerade Frauen haben sich in den letzten Jahren angewöhnt, sich abends eine besonders dunkle Schokolade zu gönnen. Diese hat nicht so viele Kalorien wie eine Vollmilchschokolade. Sie wissen aber nicht, dass sie deutlich mehr koffeinhaltige Substanz enthält als die

Vollmilchschokolade. Auch hier kommt es wieder auf die Empfindlichkeit des Menschen an. Es gibt Menschen, denen es nichts ausmacht, abends noch dunkle Schokolade zu essen, bei anderen stört sie den Schlaf.

Ein weiterer Schlafdieb kann der **Alkohol** sein. Nicht selten wird abends Alkohol getrunken, um sich etwas herunterzuregulieren und besser einschlafen zu können. Alkohol wirkt dabei wie ein Narkosemittel. Zum Einschlafen ist Alkohol also durchaus geeignet, weshalb viele diesen Effekt nutzen. Die meisten nehmen aber nicht genügend wahr, dass der Alkohol die Erholung der Nacht stört. Oder sie bringen die mangelnde nächtliche Erholung nicht mit dem Alkohol in Zusammenhang, da sie damit ja gut einschlafen konnten. Es können längere Zeiten des Wachseins auftreten, die Traumphasen werden eventuell länger, die Träume belastend. Insgesamt kann die ganze Ordnung der Nacht gestört sein. Meist fühlen sich diejenigen, die abends zu viel getrunken haben, am nächsten Tag unwohl und leicht gereizt. Auch hier gilt: Schauen Sie, ob der Alkohol Einfluss auf Ihren Schlaf hat. Wie viele Stunden vor dem Einschlafen und welche Menge haben keinen Einfluss und ab wann ändert sich das?

Wer **Raucher** ist, sollte seinen Schlaf beobachten. Unter Umständen ist er ein Schlafsuchender, weil das Rauchen sein Schlafverhalten beeinflusst. Rauchen Sie noch kurz vor dem Schlafengehen, wird das Rauchen vermutlich Einfluss auf Ihren Tiefschlaf und den Traumschlaf haben. Auch das Rauchen hat eine zeitverzögerte Wirkung und macht einen im Laufe der Nacht munter. Oft werden Sie daher länger wach sein. Bei starken Rauchern können nachts Entzugssymptome auftreten und sie wecken.

Wer **Cannabis** raucht, um gut einzuschlafen, hat wahrscheinlich einen ähnlichen Effekt wie beim Alkohol. Zum Einschlafen wirkt es. Problematisch ist es für die Nacht. Es löst längere Phasen des Wachseins aus und schafft kürzere Leichtschlaf- und Tiefschlafphasen. Beim Absetzen von Cannabis kommt es ähnlich wie beim Rauchen oft zu Entzugserscheinungen mit Schlafstörungen.

Neben dem Zeitpunkt, wann man abends isst, ist es auch wichtig, was man zu sich nimmt. Leichtes Essen ist abends besser verdaulich. **Schwer verdauliches Essen am Abend** stört den Stoffwechsel. Nachts, während der Tiefschlafphase, wird die Leber entgiftet, und alle inneren Organe können sich erholen. Wachstumshormone werden ausgeschüttet und das Immunsystem fit gemacht. All das kann schlechter ablaufen, wenn der Körper damit beschäftigt ist, das Essen noch zu verdauen, das in zu kurzem Abstand vor dem Schlafengehen eingenommen wurde. Damit stört man die Tiefe des Schlafes und die Erholungsfunktion für den Körper. Es ist eine Wohltat für den Körper, in der Nacht nicht wie am Tag regelmäßig mit Essen versorgt zu werden. So kann er alles grundlegend verdauen, was in ihm ist. Gönnen Sie ihm diese Tiefe der Verdauung!

Fernsehen ist auch ein Schlafdieb. Das Fernsehen zeigt uns viele Inhalte, die nicht direkt etwas mit unserem Leben zu tun haben. Je nach dem, welchen Inhalt die Sendungen haben, die Sie sich ansehen, kann es sein, dass die Inhalte oder auch die Machart der Filme zu einer erhöhten Ausschüttung von Stresshormonen führen. Stresshormone machen wach, da sie einen in Alarmbereitschaft versetzen sollen. Sie bleiben über viele Stunden im Blut und stören so den gesamten Schlaf. Die Bilder, die wir beim Fernsehen sehen, gehen vielleicht in unsere Träume ein und sorgen für einen unruhigen Schlaf. Wenn es zu langweilig ist, schlafen viele vor dem Fernseher ein und haben danach unter Umständen Probleme, wieder einzuschlafen, da durch den Kurzschlaf vor dem Fernseher der Schlafdruck nicht mehr vorhanden ist.

Laptop, Handy, Flachbildschirm, Tablet: Allen ist gemeinsam, dass sie einen hohen Blaulichtanteil in ihrem Display haben. Ihnen ist aber auch gemeinsam, dass die meisten Menschen, zumindest die jüngeren, auch am Abend noch lang mit ihnen beschäftigt sind, sie eventuell sogar mit im Bett haben und bis kurz vor dem Schlafen noch einmal daraufschauen. Leider ist es so, dass dieses Blaulicht wahrscheinlich die Ausschüttung des Schlafhormons Melatonin, was ja auch als Dunkelhormon bezeichnet wird, verhindert. Wer also kurz vor dem Schlafen mit diesen Geräten hantiert, bekommt unter Umständen Probleme beim Einschlafen, da das Hormon, das uns müde werden lässt, nicht ausgeschüttet wird. Und wer nicht müde ist, kann nicht einschlafen. So kommt es vielleicht, dass durch unsere heutige Technik provoziert wird, erst sehr spät zu schlafen, ohne es zu wollen.

Müdemacher

Jetzt haben wir viele Muntermacher beschrieben, was aber macht müde? Was hilft uns dabei, dass wir es schaffen einzuschlafen? Wenn man etwas an den Muntermachern verändern will, ist es hilfreich zu schauen, was man denn stattdessen tun kann. Wenn man etwas hergibt, ist es gut, wenn man auf der anderen Seite etwas bekommt.

Bewegung am Tag fördert das Bedürfnis nach Schlaf. Haben wir uns am Tag viel bewegt, dann ist es wahrscheinlicher, dass wir abends entsprechend müde sind und eher schlafen können. Eltern von kleinen Kindern wissen das und gehen mit ihren Kindern viel an die frische Luft, damit sie abends gut einschlafen. Unsere heutige Arbeitswelt ist oft nicht auf Bewegung eingestellt. Daher müssen wir bewusst selbst für Bewegung sorgen. Mittags ist eine Pause an der frischen Luft wohltuend. Wir brauchen **tagsüber viel Sonnenlicht**, damit abends das Schlafhormon ausgeschüttet wird. Außerdem wird auf diese Weise nebenbei in der Haut Vitamin D gebildet. Hat man einen Vitamin-D-Mangel, fühlt man sich oft müde und erschöpft.

Nutzen Sie **jede Möglichkeit zur Bewegung**. Laufen Sie zu Ihrem Kollegen und sprechen Sie mit ihm, anstatt eine Mail zu schicken. Gehen Sie die Treppe, anstatt den Aufzug zu nutzen. Vielleicht steigen Sie eine Haltestelle vor der Arbeit aus der Bahn aus und gehen den Rest zu Fuß. Parken Sie weiter weg, um noch etwas gehen zu können. Wenn Sie abends nach Hause kommen, setzen Sie sich nicht gleich aufs Sofa, sondern gehen Sie eine Runde spazieren. Auch eine kleine

Runde von fünf Minuten ist schon wirkungsvoll. Auf diese Art bauen Sie Stresshormone ab, die sich am Tag angesammelt haben.

Merke: Die Stresshormone bleiben stundenlang in unserem Blut und halten uns bis in die Nacht hinein wach und munter. Sie sind dafür da, dass wir Energie für Bewegung bereitstellen. Stresshormone werden in den Muskeln durch Bewegung abgebaut.

Natürlich tut es dem Körper und auch dem Schlafbedürfnis gut, wenn Sie **tagsüber Sport** treiben. Auch hier macht die Bewegung zufrieden, müde und baut Stresshormone ab. Sport sollte einem jedoch Spaß machen. Er muss zu einem passen. Jeder Mensch hat seine Vorlieben, ob er lieber Ausdauer- oder Kraftsport macht, ob allein oder in der Gruppe, mit Ball oder ohne, mit Geräten oder ohne. Suchen Sie, was zu Ihnen passt. Nur wenn es Spaß macht, macht man es auch auf Dauer gern.

Macht man abends **nach 20:00 Uhr Sport**, hat das einen eher munter machenden Effekt. Wenn man also abends nicht zu spät ins Bett gehen will, sollte man bedenken, ob ein intensiver Sport am Abend vielleicht das Einschlafen erschwert. In diesem Fall sollte man versuchen, früher am Tag sportlich aktiv zu sein.

Ein **Abendspaziergang** kann einem helfen, gut in den Schlaf zu finden. Dieser sollte angenehm sein – nur so lang und so schnell, wie es sich entspannend anfühlt. Den Abendspaziergang sollten Sie dann machen, wenn Sie noch nicht müde sind. Mit dem Hund Gassi zu gehen ist eine wunderbare Art, den Abend ausklingen zu lassen. Man sollte aber damit nicht so lange warten, bis man selbst schon müde ist, sonst übergeht man eventuell die Müdigkeitsphase und braucht wieder eineinhalb Stunden, bis man erneut müde wird.

Es ist hilfreich, **am Abend seine Aktivität langsam herunterzufahren**. Die meisten Menschen können nicht direkt nach der Arbeit einschlafen, auch nicht nach einer intensiven Internetrecherche am Abend. Überlegen Sie also, wie Sie den Abend gestalten wollen. Was können Sie an beruhigenden Tätigkeiten machen, die Sie auf das Schlafen einstimmen? Vielleicht lesen Sie gern etwas Schönes, spielen, malen, basteln oder werkeln? Machen Sie Musik, singen Sie? Baden Sie gern? Ein Bad am Abend hat eine stark schlaffördernde Wirkung.

Wenn Sie nachts dazu neigen, sich mit Dingen zu beschäftigen, die sich um den vergangenen oder folgenden Tag drehen, dann wäre es hilfreich, sich ein paar Stunden vor dem Schlafengehen **hinzusetzen und nichts zu tun**. Horchen Sie einfach in sich hinein, welche Gedanken und Gefühle in Ihnen auftauchen. Was beschäftigt Sie? **Schreiben** Sie auf, was alles in Ihr Bewusstsein dringt. Auf diese Art können Sie der Situation vorgreifen, im Bett zu liegen, nichts zu tun zu haben und dann auf den Gedankenstrom aufmerksam zu werden. Durch das Aufschreiben weiß Ihr Gehirn, dass es sich jederzeit in Erinnerung rufen lässt. Vielleicht gibt es auch Unerledigtes vom Tag, was Sie sich für den nächsten Tag vornehmen können. Wenn Sie es schon am frühen Abend wahrnehmen, stört es nicht mehr Ihre Nachtruhe.

Finden Sie ein **Ritual**, welches Ihrem Körper und Ihrer Seele signalisiert, dass nun Schlafenszeit ist. Eltern nutzen dies bei ihrem Kind, sie haben oft ein abendliches Ritual, was dem Kind hilft zu akzeptieren, dass es nun ins Bett geht. Haben Sie so etwas als Kind erlebt? Wenn nicht, machen Sie es jetzt für sich selbst. Vielleicht trinken Sie abends noch ein wenig von einem schlaffördernden Tee, machen noch einmal eine Runde durch die Wohnung, singen ein Lied, lesen in einem beruhigenden Buch oder schauen sich Bilder an, welche Ihnen guttun. Auch Zähneputzen oder das Vorbereiten des Frühstückstischs kann ein solches Ritual sein.

Nächtliche Schlafdiebe

Was uns nachts am meisten weckt, ist der **Blick zum Wecker**. Sehen Sie nachts auf den Wecker, um festzustellen, wie viel Uhr es ist? Drehen Sie sich dann um und denken »Wunderbar, jetzt kann ich noch soundso lange schlafen« und schlafen gleich wieder ein? Wenn ja, ist alles gut. Dann können Sie weiter auf den Wecker schauen.

Gehören Sie aber zu den Schlafsuchenden, die nachts immer zur gleichen Zeit aufwachen und dies auf dem Wecker kontrollieren? Oder wälzen Sie sich im Bett herum und stellen immer wieder fest, dass noch nicht viel Zeit seit dem letzten Mal vergangen ist, seit Sie auf den Wecker gesehen haben? Dann hat der Wecker seine Weckfunktion erfüllt. Der Blick auf den Wecker kann bei Schlafsuchenden ein Stress- oder Ärgerreiz sein. Sie nehmen dadurch das natürliche Wachsein (siehe Kap. 2.1.3, S. 63) wahr. Das führt dazu, dass Sie gerade nicht einfach wieder einschlafen, sondern erst recht wach werden. Insofern ist der Wecker nachts auch ein Wecker, auch wenn er nicht geklingelt hat.

Merke: Wecker stören Schlafsuchende im Schlaf, weil sie wecken, auch wenn es noch nicht an der Zeit ist aufzustehen. Drehen Sie den Wecker um, sodass Sie ihn nicht mehr sehen. Vertrauen Sie darauf, dass der Wecker Sie zu der Zeit wecken wird, die Sie eingestellt haben. Neigen Sie dazu, doch auf den Wecker zu sehen? Dann stellen Sie ihn unters Bett oder ins Nebenzimmer.

Nachts sollten Sie vermeiden, **Licht** anzumachen. Das Licht stört die Ausschüttung des Schlafhormons Melatonin, das nur im Dunkeln ausgeschüttet wird. Deshalb sind wir im Sommer erst später abends müde, da es noch so hell ist, und umgekehrt sind wir im Winter abends schon zu einer Zeit müde, zu der wir im Sommer noch munter wären. Wenn Sie nachts Licht anmachen, können Sie vielleicht gerade dadurch nicht wieder einschlafen. Der Gang zur Toilette in der eigenen Wohnung ist einem meist so vertraut, dass man kein Licht braucht.

Grübeln in der Nacht ist für viele Schlafsuchende der Grund für eine unruhige Nacht. Unser Gehirn ist nachts nicht auf das Lösen von Problemen eingestellt. Es möchte alles, was wir am Tag erlebt haben, abspeichern. Das gelingt manchmal nicht, wenn wir wach werden und dann nicht mehr einschlafen können. Wir verfangen uns im Grübeln und finden aus unseren Gedankenkreisen nicht mehr heraus.

Merke: Beim Grübeln hilft eine sehr einfache Maßnahme. Legen Sie sich einen Block und Stift ans Bett und schreiben Sie (ohne Licht anzumachen) auf, was Sie beschäftigt. Fassen Sie es als Stichworte zusammen und legen Sie es wieder weg. Für das Gehirn fühlt es sich nun so an, als sei es abgespeichert. Damit kommen Sie aus dem Gedankenkreisen heraus. Machen Sie danach unbedingt eine kleine Klopfeinheit – bestimmt können Sie dann gleich wieder einschlafen.

2.5 Schlussbemerkung

Dieses Büchlein soll Schlafsuchenden als Selbsthilfeanleitung dienen. Es soll Ihnen helfen, wieder gut zu schlafen, und kann auch dazu dienen, andere unangenehme Gefühle und Gedanken am Tag mit dem Klopfen zu bearbeiten. Es ist bewusst klein gehalten, damit Sie es auf den Nachttisch legen und am Tag in die Tasche stecken können. Daher haben wir uns bemüht, kurz und knapp zu schreiben, damit für Sie der Weg zum Ausprobieren und Anwenden nicht zu lang ist. Alles, was man *sofort* ausprobiert, hat man gleich zur Selbsthilfe zur Verfügung.

Wenn Sie ein weitergehendes Interesse für PEP und das Klopfen haben sollten – oder auch dafür, welche Wirkhypothesen zurzeit diskutiert werden und wie das Klopfen von Experten in verschiedenen Bereichen integriert wird –, so empfehlen wir Ihnen das Buch *Klopfen mit PEP* (Bohne 2013). Dort ist ausführlich beschrieben, wie PEP genau funktioniert, welches die Wirkhypothesen sind und warum Humor und Leichtigkeit innerhalb von emotionalen Veränderungsprozessen hilfreich, wenn nicht gar unabdingbar sind. Darüber hinaus beschreiben 17 erfahrene Experten, wie sie PEP und das Klopfen ganz konkret in ihre Arbeit integrieren – darunter ein Beitrag von Gudrun Klein zum besseren Schlafen.

Falls Sie neugierig geworden sind und noch ein bisschen emotionales und kognitives Gerümpel entsorgen möchten, so empfehlen wir Ihnen auch unser Buch *Feng Shui gegen das nächtliche Gerümpel im Kopf* (Bohne 2012), in dem wir beschrieben haben, was man alles an emotionalem und kognitivem Ballast an Bord hat, welches den Schlaf stört, und wie man sich davon mittels Klopfen und Selbstberuhigungsübungen befreien kann. Dort finden sich auch viele Fallgeschichten.

Wenn Sie zudem nach dem Lesen noch eine persönliche oder genauere Begleitung bei Ihren Schlafproblemen suchen, können Sie sich gerne an Gudrun Klein wenden, die gezielte Schlafcoachings für Schlafsuchende anbietet. Bei Themen, die weniger den Schlaf, sondern allgemein die Klopftechnik betreffen, wenden Sie sich an Michael Bohne.

Wir wünschen Ihnen viel Erfolg bei der Suche nach Ihrem höchstpersönlichen, guten Schlaf und dabei die Hoheit über Ihren Schlaf wieder zurückerobern. Dann macht das Schlafengehen wahrscheinlich auch wieder Spaß – und den sollten Sie unbedingt am Tag und in der Nacht haben!

3 Persönliche Begleitung

Falls Sie eine persönliche Begleitung bei Ihrer Schlafstörung in Form eines Schlafcoachings wünschen, können Sie Kontakt aufnehmen mit:

Dipl.-Psych. Gudrun Klein
www.gudrun-klein.de
klein.gudrun@t-online.de

Sollten Sie als Psychotherapeut, Arzt oder Coach an einer Fortbildung in PEP® (Prozess- und Embodimentfokussierter Psychologie) interessiert sein, jener Methode, in der das Klopfen ein Bestandteil ist, so nehmen Sie einfach Kontakt auf mit:

Dr. med. Michael Bohne
www.dr-michael-bohne.de
post@dr-michael-bohne.de

Literaturempfehlungen

Bohne, M. (2010): Bitte Klopfen! Anleitung zur emotionalen Selbsthilfe. Heidelberg (Carl-Auer), 5. Aufl. 2016.

Bohne, M. (Hrsg.) (2012): Klopfen mit PEP. Prozess- und Embodimentfokussierte Psychologie in Therapie und Coaching. Heidelberg (Carl-Auer), 3. Aufl. 2016.

Bohne, M. u. G. Klein (2012): Feng Shui gegen das nächtliche Gerümpel im Kopf. Besser schlafen mit Energetischer Psychologie. Reinbek (Rowohlt).

Klein, G. (2017): Endlich wieder gut schlafen: Die besten Techniken und Übungen gegen stressbedingte Schlaflosigkeit. München (Südwest).

Über die Autoren

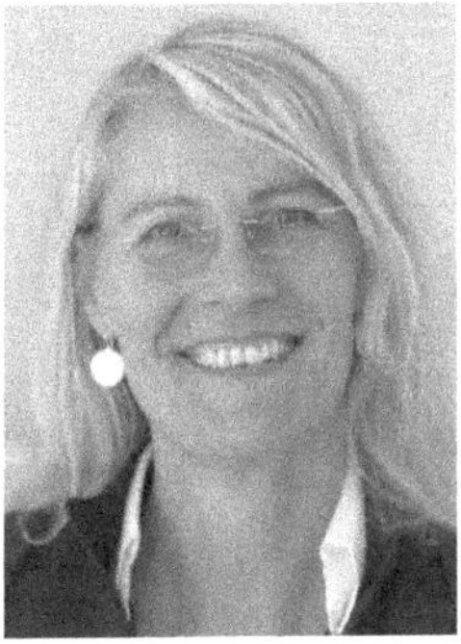
© Andreas Klingberg

Gudrun Klein, Dipl. Psych., arbeitet in eigener Praxis als Psychologische Psychotherapeutin mit dem Arbeitsschwerpunkt Schlafstörungen, Psychosomatik und Paartherapie. Sie hat seit vielen Jahren Erfahrung mit der Behandlung von Schlafstörungen und hat das hier beschriebene Konzept von PEP® (Prozess- und Embodimentfokussierte Psychologie) auf die Behandlung von Schlafstörungen angepasst. Sie führt Wochenendschlafcoachings für Menschen mit Schlafstörungen durch und hält Vorträge und Workshops für Interessierte und Kollegen zum Thema Schlafstörungen. Von ihr ist das methodenintegrative Ausbildungsinstitut für Tiefenpsychologie (TIB) wesentlich mitbegründet worden. Dort ist sie als Dozentin, Selbsterfahrungsleiterin und Supervisorin tätig.

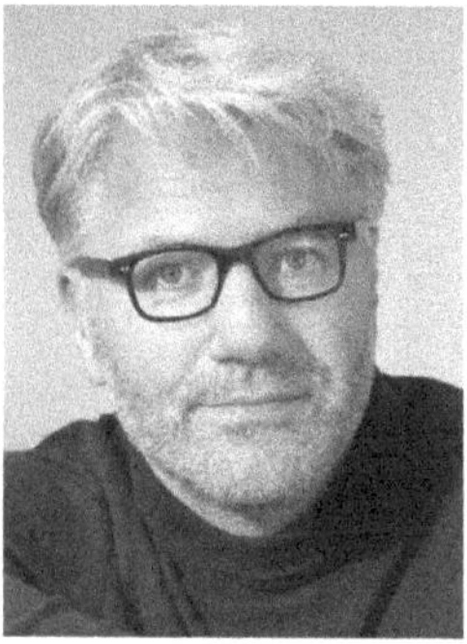

© Anja Weber | Berlin

Michael Bohne, Dr. med., Facharzt für Psychiatrie und Psychotherapie, ist einer der bedeutendsten Vertreter der Klopftechniken in Deutschland und hat diese entmystifiziert und prozessorientiert weiterentwickelt, sowie mit psychodynamisch-hypno-systemischem Wissen kombiniert, woraus eine neue Interventionsarchitektur Namens PEP entstanden ist. Er ist Autor und Herausgeber zahlreicher Bücher über Auftrittsoptimierung, Klopftechniken und PEP. Gemeinsam mit Gunther Schmidt, Bernhard Trenkle und Matthias Ohler (Carl Auer Akademie) hat er die Tagung „Reden reicht nicht" ins Leben gerufen, die 2014, 2016, 2019 und 2022 mit großem Erfolg stattfand. Ferner unterstützt und initiiert er Forschungsprojekte u. a. mittels fMRT zu den Klopftechniken und PEP (Medizinische Hochschule Hannover). Eine aktuelle Wirksamkeits-Studie zu PEP ist eine klinische Studie der Jahre 2024 und 2025 zur Untersuchung der Wirksamkeit von PEP bei Depressionen.

Kontakt: *www.dr-michael-bohne.de*

Heinz-Wilhelm Gößling

Besser schlafen mit Selbsthypnose

Das Fünf-Wochen-Programm für Aufgeweckte

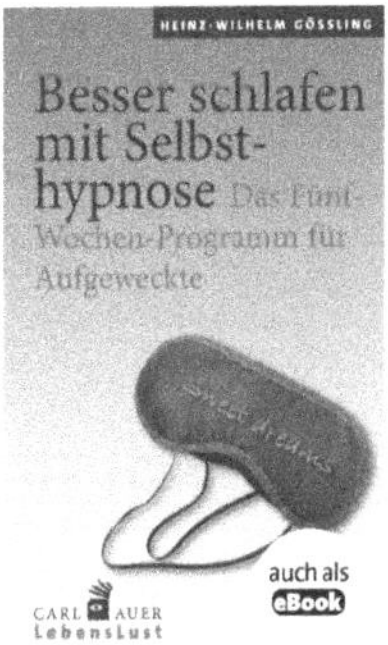

Mit einem Vorwort von Björn Rasch

143 Seiten, Kt, 2. Aufl. 2021
ISBN 978-3-8497-0084-3

Der Psychiater, Coach und Mentaltrainer Dr. Heinz-Wilhelm Gößling stellt in diesem Buch ein verständlich und unterhaltsam geschriebenes Übungsprogramm vor. Es vermittelt ein tieferes Verständnis dafür, wie unsere innere Tag-Nacht-Uhr funktioåniert und welche psychologischen Hintergründe einen guten Schlaf ausmachen. Herzstück des Programms sind Anleitungen zu verschiedenen Formen von wissenschaftlich bewährter, schnell erlernbarer Selbsthypnose.

„In dieser sehr gut geschriebenen und wissenschaftlich fundierten Anleitung beschreibt Heinz-Wilhelm Gößling verschiedene Strategien der Selbsthypnose, mit denen man den eigenen Schlaf verbessern und vertiefen kann. Dieses Buch ist ein sehr wichtiges und Hoffnung gebendes Buch für alle Menschen, die unter Schlafproblemen leiden und nach wirkungsvollen Alternativen zu Schlafmedikamenten suchen."

Prof. Dr. Björn Rasch

Carl-Auer Verlag • www.carl-auer.de